Cartas a Alvarete

Cartas a Alvarete

Álvaro Villanueva

Papel certificado por el Forest Stewardship Council®

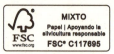

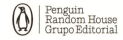

Primera edición: mayo de 2025

© 2025, Álvaro Villanueva
© 2025, Penguin Random House Grupo Editorial, S. A. U.
Travessera de Gràcia, 47-49. 08021 Barcelona
© 2025, Rocío Villanueva Aguilar, por las ilustraciones

Penguin Random House Grupo Editorial apoya la protección de la propiedad intelectual. La propiedad intelectual estimula la creatividad, defiende la diversidad en el ámbito de las ideas y el conocimiento, promueve la libre expresión y favorece una cultura viva. Gracias por comprar una edición autorizada de este libro y por respetar las leyes de propiedad intelectual al no reproducir ni distribuir ninguna parte de esta obra por ningún medio sin permiso. Al hacerlo está respaldando a los autores y permitiendo que PRHGE continúe publicando libros para todos los lectores. De conformidad con lo dispuesto en el artículo 67.3 del Real Decreto Ley 24/2021, de 2 de noviembre, PRHGE se reserva expresamente los derechos de reproducción y de uso de esta obra y de todos sus elementos mediante medios de lectura mecánica y otros medios adecuados a tal fin. Diríjase a CEDRO (Centro Español de Derechos Reprográficos, http://www.cedro.org) si necesita reproducir algún fragmento de esta obra. En caso de necesidad, contacte con: seguridadproductos@penguinrandomhouse.com

Printed in Spain – Impreso en España

ISBN: 978-84-10467-25-5
Depósito legal: B-4.571-2025

Compuesto en Llibresimes

Impreso en Rodesa
Villatuerta (Navarra)

VE 67255

A mi hijo Alvarete, mi fuente de inspiración; a mi maravillosa mujer, Rocío, que siempre me ha apoyado; a mis tres estupendas hijas —Rocío, Cristina e Inés—, que llegaron en el momento justo para salvarme; y a mis padres, que me enseñaron el valor del sacrificio

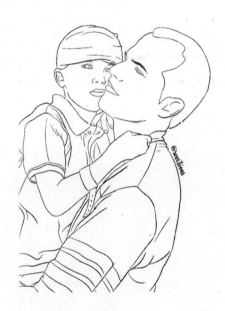

Índice

Prólogo 13
Introducción 17

Resiliencia y desafíos 25
   ¿Qué significa triunfar? 27
   El reto de vivir 31
   Aprender a no autocompadecerse 34
   ¡Qué injusto es el destino y qué manera tan cruel
      de recordármelo cada día! 37
   Rendirse no es una opción 40
   Río Bravo 44
Superación y esperanza 47
   La fuerza de una sonrisa a tiempo 49
   Buscadores de vida 53
   El valor del esfuerzo, independientemente del
      resultado 57
   Vivir, no solo sobrevivir 62
   Aprendiendo de tu sonrisa 65
   No mirar hacia abajo 70

Aceptación y realidad 75
   La aceptación 77
   Más allá del dolor 81
   El valor de tu vida 85
   El arte de volver a empezar 89
   Luz en la oscuridad 94
   La incertidumbre como compañera de viaje 98
   El perdón 102
Apoyo familiar 107
   Somos celosos de nuestros problemas, pero hay
      que pedir ayuda 109
   Entre el deber y el juego 113
   La sonrisa como antídoto contra la ignorancia y
      la adversidad 118
   Héroes invisibles 122
   Hermanos, aliados en las batallas de la vida 126
   El presente es nuestro 130
   Mamá 133
Amor y relaciones personales 139
   El poder del silencio y del amor sin artificios 141
   El amor como motor de vida 144
   Construyendo un hogar de amor y fortaleza 148
   Cuando el amor vence al silencio 152
   El amor que transforma el sacrificio 155
   Cumpleaños 159
   El niño que soñaba con ser Spider-Man 163
Adaptación y cambios 167
   Aunque duela, viva la vida 169
   El valor de una sonrisa 173
   El estrés, esa especie invasora 177
   Lecciones de vida 182

    Manejar la incertidumbre 186
    Aprendiendo a vivir 189
Desafíos cotidianos y esperanza 193
    Ante una nueva adversidad, tranquilidad 195
    Lo que he aprendido de otros padres cuidadores . 198
    Del dolor a la esperanza por un momento de
        felicidad 202
    Solo quiero ser un padre que valore la vida
        de su hijo 206
    Pequeños milagros cotidianos 210
    Sentimientos 214
Educación y comprensión 219
    Aprendizajes 221
    Tomar decisiones 226
    El futuro es nuestro 230
    Paciencia y determinación 233
    Momentos sencillos 236
    Aprendiendo a levantarse 239
Reflexiones sobre la vida 243
    ¿Por qué la libertad y la culpa tienen que ir de la
        mano 245
    La vida es un regalo 248
    La importancia del cariño 251
    Aprendiendo a vivir el presente 254
    Por amor 258
El regalo de Alvarete 261
    Rocío, Cristina e Inés 263

Epílogo 265

Prólogo

En las páginas de este libro se despliega una historia tan íntima como conmovedora: la vida de Alvarete y el impacto de su enfermedad en su familia. *Cartas a Alvarete* no es solo un relato familiar, sino una profunda reflexión sobre el amor, la resiliencia y la esperanza en medio de la adversidad. Este libro, escrito desde el corazón, nos invita a explorar la fortaleza humana y el poder transformador del amor incondicional.

El núcleo de esta obra gira en torno a Alvarete, un niño diagnosticado con esclerosis tuberosa y otras complicaciones neurológicas graves. El libro, compuesto por cartas y reflexiones, nos lleva de la mano a través de los desafíos cotidianos, las angustias y las pequeñas alegrías que marcan la vida de Alvarete y su familia. Es valioso porque pone de manifiesto la realidad de vivir con una enfermedad rara y ofrece una perspectiva genuina y sincera de la experiencia humana frente a lo inesperado y lo devastador.

Al leer *Cartas a Alvarete,* es imposible no sentirse conmovido por la profunda honestidad y el amor que emanan de cada página. El lector será llevado a sentir el dolor, la esperanza y la gratitud que esta familia vive día a día. Cada carta es un testimonio de amor que trasciende las palabras, un vínculo que une a Alvarete con su padre y el resto de su familia de una manera que solo puede describirse como extraordinaria. Nos invita a empatizar con su lucha y a valorar las pequeñas cosas que, a menudo, damos por sentadas.

Lo que hace único este libro es la perspectiva desde la que está escrito. No es solo una historia de superación personal, sino un tributo a la fuerza de una familia que se ha unido más allá de lo imaginable para enfrentar juntos cada desafío. La narrativa nos permite ver el mundo a través de los ojos de un padre que ha aprendido a valorar cada momento, cada sonrisa y cada pequeño logro de su hijo. Este enfoque íntimo y personal le da una autenticidad que resuena profundamente en el lector.

Alvarete, el protagonista, es descrito con un afecto y una ternura que hacen imposible no encariñarse con él. A su lado, su madre Rocío, sus hermanas Rocío, Cristina e Inés, y su padre Álvaro forman un núcleo familiar que nos muestra el verdadero significado del amor incondicional. Cada miembro de la familia aporta su propia perspectiva y su propio sacrificio y, juntos, pintan un cuadro completo de lo que significa vivir con la enfermedad de Alvarete. A través de sus ojos, aprendemos sobre la paciencia, la fortaleza y la capacidad de amar sin reservas.

Esta obra es una montaña rusa emocional, donde cada capítulo revela nuevos desafíos y nuevas formas de afrontarlos. La propia estructura hace que el lector no solo se involucre emocionalmente, sino que también espere con ansia cada nueva página para descubrir más sobre esta increíble familia.

Cartas a Alvarete es, en última instancia, una celebración de la vida y del amor. A pesar de los desafíos y las pruebas que la enfermedad trae consigo, la historia de Alvarete y su familia es una oda a la esperanza. Nos recuerda que, incluso en los momentos más oscuros, hay luz, y que el amor puede superar cualquier adversidad. Con su lectura, el lector se llevará consigo una profunda reflexión sobre la capacidad humana para resistir y sobre la importancia de valorar cada momento con nuestros seres queridos.

Es una invitación a abrir el corazón, a entender y a acompañar a una familia que ha encontrado en el amor la fuerza para seguir adelante. A través de sus páginas, el libro nos enseña que la vida, con todas sus complejidades y desafíos, es un regalo que debemos celebrar cada día.

Con estas reflexiones, les doy la bienvenida a un viaje que no solo les mostrará la realidad de vivir con una enfermedad rara, sino que también los dejará con una renovada fe en la capacidad del amor para sanar y transformar nuestras vidas.

JOSÉ LUIS VILLANUEVA
Grampa, el abuelo de Alvarete

Introducción

Para entender este libro, primero hay que conocer mi historia, o más bien la de mi hijo, Alvarete; el impacto que tuvo su enfermedad en mí y cómo me llevó a la más absoluta oscuridad. Sobreviví más por el empuje de mis seres queridos que por mí mismo, pero lo hice y aprendí valiosas lecciones de vida: la más importante es que todo gira alrededor del amor.

Hace ya unos años, un cuñado gruñón (pero de gran corazón) me presentó a un amigo que me dio la posibilidad de escribir en el periódico *El País* lo que sentía. Siempre he sido muy tímido y reservado —la dislexia y la dislalia es lo que tienen—, pero mi mujer me convenció. Descubrí que a través de las palabras me liberaba de esa carga que tenía dentro y, con gran alegría, comprobé que estas podían llegar a ayudar a otros a enfrentarse al reto de vivir.

Gracias a mi hijo, tengo la suerte de vivir una vida fuera de lo común, de conocer a personas extraordinarias que nunca habría pensado que podían existir, y a ver como iguales a los que están en las antípodas de mis pensamientos. Esta obra también es un homenaje a todos ellos, a sus vidas, a sus sacrificios que pasan desapercibidos en este mundo donde vale más un *like* que un abrazo.

Decidí escribirla con el propósito de compartir nuestra historia y las valiosas lecciones que he aprendido a lo largo del camino, esperando que estas páginas sirvan de apoyo y guía para otras familias que se hallen en situaciones similares, y que puedan encontrar en ellas consuelo, fuerza y esperanza.

Además, todos los beneficios que se obtengan de este libro irán íntegramente a la Fundación Ava, fundación que impulsé en 2016 con el apoyo de muchísima gente extraordinaria para ayudar a personas con trastornos neurológicos graves y a sus familiares —los grandes olvidados—, con la convicción de que el ocio, el deporte y el descanso no deben ser un lujo para todos ellos, sino un derecho fundamental.

Al principio pensé en ordenar los artículos por fechas, para que el lector pudiera ir viendo mi evolución junto con el estado de salud de mi hijo, pero luego recapacité y preferí aglutinarlos por temáticas, para que sea más fácil buscar las enseñanzas que mi hijo me ha dado y porque yo no soy importante en estas páginas. El objetivo es que cada lector se sienta el protagonista, al trasladar cada una de estas cartas a su propia vida.

Agradezco de corazón el apoyo que me han brindado tantas personas anónimas y conocidas. Cuando la vida te reta poniéndote a prueba, sentir que tienes un ejército de personas que te quieren a tu lado te da la fuerza y la energía necesarias para enfrentarte a ella y salir victorioso. Estoy convencido de que sin ellos nada de esto habría sido posible.

También quiero agradecer a los profesionales médicos que acompañan a Alvarete. Muchos se han convertido en grandes amigos. Si tuviera que destacar una sola cosa de ellos, sería su generosidad. Ven el mundo con otros parámetros, sabiendo distinguir lo que realmente vale la pena de lo que no.

Una mención especial también para los padres de otros niños con problemas. No solo me han enseñado lo que significa la palabra «amor», sino que también me han mostrado el ejemplo práctico de la famosa frase del tío Ben: «Un gran poder conlleva una gran responsabilidad». Su sacrificio nace de la responsabilidad, pero se mantiene por amor.

La esclerosis tuberosa, el síndrome de los genes contiguos y la poliquistosis renal son enfermedades que afectan el día a día de Alvarete de múltiples maneras. La esclerosis tuberosa provoca el crecimiento de masas tumorales benignas en diferentes órganos, como el cerebro, los riñones, los ojos y el corazón. Esto ha derivado en múltiples hospitalizaciones, pruebas médicas, cirugías y un régimen estricto de medicación.

La poliquistosis renal le ha provocado que ambos riñones estén llenos de quistes. Estos, junto a algunos tumores (debido a la esclerosis tuberosa), han impactado en su función renal, por lo que requiere monitoreo regular y ajustes en su tratamiento.

El síndrome de los genes contiguos le ha borrado varios genes, cada uno de ellos con una función diferente. El NTHL1 lo hace propenso a desarrollar cáncer de colon, lo que implica también monitoreo constante y pruebas muy desagradables, especialmente difíciles para Alvarete, quien no comprende el motivo por el que se las hacen.

Asimismo afronta desafíos conductuales y retrasos en el desarrollo, lo que se traduce en terapias continuas y apoyo constante en su día a día. Hace años que no duerme bien y la epilepsia refractaria ha sido su compañera de viaje desde pequeño. Afortunadamente, las cirugías han ayudado a que no sea visible. Quizá lo más duro ha sido verlo retroceder, perdiendo las palabras que decía, como «*te tero*, papá».

Cada día es un reto en términos de manejo de síntomas, administración de medicamentos y mantenimiento de su bienestar general. Sin embargo, Alvarete nos sorprende constantemente con su capacidad de adaptación y su alegría de vivir, recordándonos a todos que, a pesar de las dificultades, hay mucho por lo que estar agradecidos.

La enfermedad de Alvarete ha tenido profundas implicaciones en nuestra vida familiar. Para mí, significa hacer frente a un estado de alerta y preocupación constante, con todo lo que ello implica. He tenido que aprender a equilibrar mi vida profesional y personal, muchas veces a base de golpes, y ha sido necesario sacrificar tiempo de descanso para poder llegar a todo.

Para Rocío, mi mujer, el impacto ha sido aún más significativo, si cabe, al asumir el rol de cuidadora principal, pues ha tenido que renunciar a su carrera profesional por la complejidad de los cuidados diarios y el tiempo de dedicación necesarios. Fue una decisión difícil, pero desde el primer momento ella tuvo claro que quería liderar esta faceta y que yo liderara otras, como el tema médico y de terapias. Aunque en cuanto llego a casa y los fines de semana intento liberarla de sus «obligaciones» con Alvarete, sus noches de sueño interrumpido y su dedicación incansable son un testimonio de su amor y fortaleza.

Siempre he dicho que la lista en la relación es ella, tiene un expediente académico envidiable (siempre ha ocupado las primeras posiciones en cuanto a notas), habla varios idiomas a la perfección y podría haber tenido un futuro laboral más brillante que el mío, pero decidió que lo más importante en esta vida no es el dinero o el éxito profesional, sino el amor que das y recibes de tus seres queridos, y en eso no hay quien la gane. He visto esa actitud en muchas de las personas que atienden a Alvarete en diferentes ámbitos, los «héroes silenciosos».

Mis hijas también sufren las implicaciones de la enfermedad de su hermano. Han aprendido desde muy pequeñas a ser empáticas y comprensivas, adaptándose a las limitaciones que la situación impone en la dinámica familiar. A pesar de los desafíos, han desarrollado un fuerte sentido de responsabilidad y cariño hacia su hermano, lo que ha fortalecido nuestros lazos familiares. Lógicamente, todas estas virtudes tienen un precio, que es no haber podido vivir una infancia «normal» como muchas de sus amigas, no haber disfrutado del tiempo libre de sus padres y haber vivido experiencias provocadas por la enfermedad de su hermano que son difíciles de comprender.

Como familia, hemos tenido que encontrar formas de mantenernos unidos, celebrando los pequeños logros, disfrutando cada instante que la vida nos da y apoyándonos mutuamente en los momentos difíciles. Es decir, hemos aprendido a vivir por y a través del amor. La enfermedad de Alvarete ha moldeado nuestra existencia de un modo que nunca imaginamos, pero también nos ha enseñado que el verdadero significado de la vida es el amor: «El hermano ayudado por su hermano es como una ciudad amurallada».

Este libro pretende transmitir algunas de las enseñanzas que mi hijo me da cada día. Es la persona más fuerte que he conocido, y sería una pena que una vida con tanto amor y tantas lecciones fuera silenciada. Pretende ser un mero altavoz. Ojalá que lo consiga sin distorsionar su mensaje.

Empezaré contando su historia. Vino a este mundo un miércoles soleado de hace ya algunos años, el 14 de marzo de 2007. Sus primeros meses de vida fueron iguales que los de cualquier otro niño: a los seis meses ya gateaba, a los diez corría por los pasillos y decía: «mamá». Le encantaba la música y enseguida cogía el ritmo de una canción para tararearla de principio a fin. Mi padre, gran aficionado a la música clásica, decía que nos había nacido un Beethoven en la familia.

De pronto empezó a mirarnos de reojo, a la vez que nos sonreía. Al principio nos hizo gracia, hasta que un día lo hizo delante de un pediatra de la vieja escuela, que se asustó y nos mandó una batería de pruebas. Las primeras salieron bien, pero nuestro pediatra siguió insistiendo y le mandó más. Finalmente le hicieron un TAC cerebral y ya se vio que algo no andaba bien por las alturas. Lo ingresaron y le empezaron a hacer todo tipo de pruebas: resonancias, PET, EEG, ecografías… Al cabo de unos días, el doctor se sentó con nosotros y nos comunicó el diagnóstico: «Su hijo tiene esclerosis tuberosa, que consiste en el crecimiento de masas tumorales benignas por todo el cuerpo. Creemos que también tiene poliquistosis renal, ya que le hemos encontrado los dos riñones llenos de quistes. Habrá que hacerle un análisis genético para confirmarlo». Los días siguientes fueron muy duros; tuvimos que hacernos pruebas mi mujer y yo para descartar que tuviéramos la enfermedad y a Alvarete comenzaron a medicarlo.

El periodo en el hospital fue complicado; la combinación de pruebas con emociones a flor de piel nunca ha sido una buena mezcla. De pronto, nos vimos de nuevo en casa, pero todo era diferente, había que medicar a Alvarete con una medicina que solo con leer los potenciales efectos secundarios te echabas a llorar. Estábamos hundidos, pero nuestro maravilloso hijo estaba emocionado. Para él, después de tantos días de pruebas, era gloria bendita poder dormir en su cama y jugar con sus juguetes. Parecía que se daba cuenta de la tristeza de sus padres, ya que estaba especialmente cariñoso con nosotros. No paraba de darnos besos y abrazos, y de decir «papá» y «mamá». Una de las noches siguientes hizo una trastada: se escapó de su habitación y lo pillamos sobre la mesa del comedor, comiéndose a cucharadas el azúcar del recipiente, más gamberro que nunca.

Los familiares nos decían que no nos preocupásemos, que todo iba a ir bien, que el chaval era un toro y que se lo veía fenomenal. Fueron pasando los días y Alvarete parecía estar bien. Aparentemente, nada había cambiado. Poco a poco, nos fuimos relajando y empezamos a olvidarnos de aquel mal sueño.

Hasta que, tres meses más tarde, mi mujer se despertó de madrugada y se lo encontró sin respiración en la cama. Pegó un grito. Yo me desperté al instante y la ayudé a socorrerlo mientras llamábamos a la ambulancia. Gracias a Dios, esta llegó rapidísimo y aquellos héroes que iban dentro consiguieron reanimar a nuestro angelito. Se lo llevaron a toda velocidad al hospital y, para cuando llegamos nosotros, ya se habían ido, por lo que nunca pude agradecerles suficientemente lo que hicieron. Si algún día llegaran a leer estas líneas, mi más sincero agradecimiento es para ellos. Estuvimos tres días ingresados, pero parecieron varios años.

Solo un milagro puede explicar por qué mi mujer se levantó en mitad de aquella noche y evitara que nos hubiéramos encontrado con la desesperación al despertar. Gracias a ese sueño ligero no solo se salvó la vida de mi hijo, sino también la nuestra.

Después de esta experiencia me hundí en la miseria. Perdí las ganas de vivir. No quería que llegara la noche, me daba pánico y no era capaz de conciliar el sueño. Sin embargo, Alvarete se recuperó enseguida y parecía que con él no iba la cosa. Seguía sonriendo y disfrutando de la vida. Además, cada día era un poquito más cariñoso con nosotros.

Por fin, llegó el 15 de diciembre y mi hija Rocío nació. Me acuerdo como si fuera ayer de ese día, ya que, además de nacer la mayor de mis hijas, volví a nacer yo. No sabría explicar con palabras lo que sentí aquel día, pero me cambió radicalmente y empecé a ver la vida de otra manera, más optimista. Digamos que mi hija me recargó las pilas para poder ser el padre y el marido que debía ser en aquel momento. Más adelante, el nacimiento de mis otras dos hijas, Cristina e Inés, me ha hecho el hombre más afortunado del mundo.

Aquí termina la introducción a la historia de la vida de mi hijo Alvarete y, en gran medida, de la mía, puesto que no empecé a conocerme de verdad hasta que mi hijo no comenzó a enseñarme quién soy. Aún hoy sigue haciéndolo.

Después vinieron más tormentas y la salud de mi hijo se vio seriamente comprometida, pero eso es otra historia.

Resiliencia y desafíos

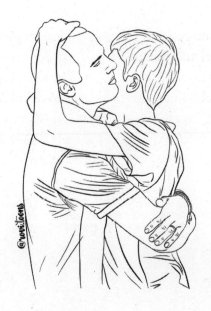

¿Qué significa triunfar?

6 de abril de 2022

Querido Alvarete:

Hay gente que achaca a la «suerte» el éxito y a la «mala suerte» la falta de este y, por otro lado, hay quienes no dan valor a la «suerte» y justifican el éxito con el esfuerzo y el sacrificio. El otro día dos amigos míos discutían sobre el papel que había jugado la «suerte» en sus respectivas carreras: mientras uno defendía el papel de esta, como causa directa de su éxito, el otro la descartaba por completo. La discusión terminó abruptamente cuando uno de ellos te puso a ti de ejemplo por haber enfermado y, como consecuencia de ello, no tener posibilidad de triunfar.

Yo siempre he sido del segundo grupo, creo que la «suerte» te la generas tú a través de tu esfuerzo y sacrificio, pero es cierto que no me había parado a pensar en otras circunstancias no controlables, que indudablemente condicionan el destino. La familia, el país e incluso la ciudad donde naces marcarán tus posibilidades de éxito, además de la salud que Dios te dé. Está claro que no lo tiene igual de fácil un niño que nace en Madrid que uno que nace en un país del tercer mundo, por no hablar de un niño sano *versus* uno que tenga una discapacidad, pero ¿eso es lo que entendemos por «suerte»? Si realmente es lo que entendemos por «suerte», nadie podría negar que desempeña un papel muy relevante en nuestra vida.

De todas formas, creo que nos equivocamos al poner el foco de la ecuación en la «suerte», cuando deberíamos ponerlo en el «éxito». Si escribes en Google Imágenes las palabras «personas exitosas», verás gente con copas, con símbolos financieros, empresarios conocidos, *influencers* e incluso algún político... Eso te demuestra el concepto de éxito que tiene la sociedad.

En mi opinión, el «éxito» es como el gusto, cada uno tiene el suyo. Cuando olvidamos esto y fijamos el nuestro en las metas de otros, es cuando surgen las frustraciones. Quizá la «suerte», aunque no exista, no debería influir en nuestras posibilidades de triunfar, pero sí en fijar nuestras metas particulares, sin que sirva de excusa para intentar romperlas.

Alvarete, tu enfermedad modificó nuestras metas, tanto las tuyas como las de tu madre y mías. Aunque desde fuera puedan parecer más humildes, son mucho más difíciles y trabajosas de conseguir que otras, supuestamente, más exigentes.

Todo padre pone muchas esperanzas en sus hijos, muchas de ellas basadas en sus propios sueños incumplidos y, a lo largo de la vida, los hijos irán cumpliendo o incumpliendo esas metas para orgullo o, incluso, decepción de sus progenitores. Estas surgirán porque muchas veces tendemos a proyectar en los hijos nuestras frustraciones pasadas, olvidando que ellos deben recorrer sus propios caminos y tomar sus decisiones, no para satisfacer nuestros sueños, sino para poder soñar.

Durante tus primeros años de vida, tenía grandes sueños para ti, basados en cosas que me habría gustado ser o hacer. Pero hoy solo me acuerdo de aquellos más sencillos, lo que me demuestra que las cosas que tienen más valor en la vida son aquellas que por su sencillez y accesibilidad no valoramos. Escaparnos a Gredos a acampar y pescar como hacía con mi padre, ir al Calderón a ver a nuestro Atleti o que jugaras al fútbol con tu primo Santiago son cosas que siempre di por hechas, incluso en los primeros años de tu enfermedad, y ahora las veo tan lejanas...

Me dijeron una vez que el éxito de un colegio no era tener la mejor nota media, sino conseguir que cada alumno diera lo mejor de sí mismo y sacara la mejor nota que pudiera, fuera un 5, un 7 o un 9. Qué pena que la sociedad aún no valore el éxito de esta manera e intente colectivizar algo que debería ser individual.

Así que mi amigo se equivocó al pensar que no triunfarías, creyendo que todos tenemos los mismos sueños y, por tanto, las mismas metas. Le dio a la suerte más poder del que tiene, porque, si bien influye de forma determinante en nuestras vidas, no debería condicionar nuestra capacidad de triunfar, ya que cada uno con nuestro esfuerzo y sacrificio definimos nuestro éxito, que es diferente al del resto.

Está claro que el mundo debería ser más justo, que todos deberíamos tener las mismas oportunidades y que los vaivenes del destino deberían compensarse, pero no debemos dejar que ninguna de estas cosas nos sirva de excusa para no dar lo mejor de nosotros mismos, en pos de alcanzar nuestras metas, aunque solo nosotros las veamos y valoremos. Si nos dejamos influir por los objetivos de otros, perdiendo el foco de lo que realmente somos, perderemos la capacidad de ser felices, dado que nunca estaremos satisfechos con nuestros logros, por muy importantes que estos sean.

Alvarete, no me cabe duda de que has triunfado, el esfuerzo que pones cada día en levantarte y seguir viviendo tiene más mérito que cualquier otra gesta. Tu éxito no lo marcan grandes hazañas deportivas o empresariales, sino cosas tan sencillas como andar, comer, sonreír o respirar. Tan sencillas que no tienen precio.

Te quiero,

PAPÁ

El reto de vivir

30 de septiembre de 2023

Querido Alvarete:

Respirar…, a veces siento que llevo años sin hacerlo. En parte, por falta de oportunidades y, en parte, porque no he sabido hacerlo cuando se ha presentado la ocasión. Se me caen los párpados y las extremidades de mi cuerpo sienten la fuerza de la gravedad. No poder salir a ganar, ni siquiera a empatar; tener que jugar a contener las pérdidas y no dejar nada más por el camino, dificulta motivarse y, sin embargo, hay que hacerlo.

Las heridas del pasado parecen escocer más que cuando se produjeron. Son tantas que no encuentro un bálsamo que pueda calmarlas. El tan ansiado descanso me debilita porque permite a mi mente volar y recordar lo que era la libertad. Entonces ¿de dónde sacaré las fuerzas para llevar mi carga y afrontar los retos del futuro?

Apenas llega el verano empieza esa sensación de que se nos escapa de las manos. Es lo que pasa cuando deseas algo con tanta ilusión, la espera es eterna y el momento, efímero. Es tiempo de ilusión, de disfrutar con la familia y los amigos, de recargar pilas y romper con la rutina. Tendemos a idealizarlo en nuestros recuerdos durante el resto del año. Siempre he pensado que muchos de los logros del curso manan de esta fuente de energía.

Recuerdo mis veranos con cariño, me hacen esbozar una sonrisa de felicidad. En ellos aprendí a pescar con mi padre, a enamorarme de los mundos perdidos de Tolkien, a perder el miedo a nadar sin ver el fondo o disfrutar del placer de no hacer nada…

Hoy todo es más complicado, la época estival se ha transformado, ha pasado de proveerme de energía a demandarme más que el resto del año; lo que me ha obligado a cambiar mi mix energético.

Las vacaciones se convierten en una trampa, ya que tu cuerpo las desea con todas sus fuerzas, tu mente las idealiza, pero la realidad hace que tengas los pies en el suelo. Durante el año todos somos conscientes de que nos toca picar en la mina; el descanso pasado y la ilusión del futuro nos da fuerzas para llevarlo con alegría. El problema surge cuando llega el momento de descansar y tu cuerpo no puede hacerlo, y así ocurre año tras año… Nos hacemos más propensos a rompernos y especialmente durante el periodo en el que nuestro cuerpo esperaba parar.

Esto se debe a que aún queda mucho por hacer en los recursos disponibles para atender y apoyar a las personas como tú y a los familiares como yo. Durante este periodo se rompen las rutinas que tanto te ayudan y que te cuesta tanto asimilar. Algo tan incomprensible como sería que los deportistas de élite obviaran que lo son durante dos meses y medio al año.

Lógicamente, existen parches que ayudan, pero no lo suficiente y, desde luego, no están al alcance de todos. Se convierte en un verdadero problema para muchas familias, no solo por las conductas disruptivas que puedan surgir por la pérdida de rutinas, sino también por los problemas de conciliación. El que tenga oídos que oiga.

Solemos pensar que entendemos por lo que pasa el prójimo, pero nos cuesta creer que puedan comprender nuestro caminar. De un tiempo a esta parte, intento ponerme en la piel del prójimo con el objetivo de, si no puedo comprender sus acciones, por lo menos aceptarlas. Me he dado cuenta de que el mundo no es como yo lo imaginaba, es como es, y a partir de ahí he dejado de construir mi realidad para trabajar en mejorar la existente.

Es cierto que estoy cansado, pero no es un cansancio de cuerpo, tampoco es de mente, va más allá de todo ello. Es el cansancio que provoca el peso de la responsabilidad que implica ser tu padre, pero la realidad es que para vivir necesitas de, al menos, un motivo, y este te requerirá retos —algunos grandes y otros pequeños— y tú eres unos de mis motivos para vivir y, sin duda, ser tu padre es mi mayor reto.

Solo espero no olvidar que, por muy importante que sea el motivo, hay otros tan importantes, con retos quizá más amables, pero que también requieren de mí y no solo de una parte. Te hablo de tus hermanas y de tu madre, que, lejos de desgastarme, son mi principal fuente de energía y, por tanto, mi fortaleza para que podamos seguir construyendo la realidad juntos.

Te quiero,

PAPÁ

Aprender a no autocompadecerse

3 de junio de 2021

Querido Alvarete:

Todos hemos pensado alguna vez que nuestros problemas son los más importantes y tendemos a minimizar los de los demás. Cuando llegaste a nuestras vidas, esto se hizo más evidente. Tu discapacidad y los desafíos que enfrentamos juntos me hicieron sentir que toda la mierda del mundo había caído sobre nosotros. Parecía que con todo ese peso podría abonar varios estadios de fútbol, mientras que los problemas de mis amigos y conocidos apenas llenarían el patio delantero de su casa.

El otro día, hablando con el padre de un niño con una enfermedad grave, me dijo que estaba harto de que intentaran consolarlo diciéndole que todos tenemos problemas. «Como si yo no tuviera los problemas que tiene el resto de los mortales, pero, además, un hijo enfermo», comentó visiblemente emocionado. Entendí sus palabras porque muchas veces he sentido lo mismo.

Alvarete, hay días en los que el cansancio acumulado me hace querer rendirme. Espero que alguien venga a darme un abrazo o una palabra de comprensión. Sin embargo, con el paso del tiempo he aprendido que no siempre podemos ser el centro de atención. Quizá al principio, cuando te diagnosticaron, éramos el centro de muchas conversaciones, pero luego comprendí que la gente también tiene sus propios problemas y sus vidas siguen adelante.

Esto no significa que las personas que nos rodean no se preocupen por nosotros. Simplemente, necesitan pasar página para poder continuar con sus vidas. Es algo humano. Imagina lo que sería vivir absorbiendo todo el sufrimiento que vemos a diario, sin poder dejarlo atrás. Nos quedaríamos paralizados.

Alvarete, he aprendido que uno debe asumir la cruz que le ha tocado y no esperar que los demás carguen con ella. Es algo difícil de aceptar, pero necesario para avanzar. Autocompadecerse puede ser nuestro peor enemigo. Nos estanca, nos roba la energía que necesitamos para afrontar los retos.

He conocido a personas que, a pesar de tener que hacer frente a enormes desafíos, son felices. Y otras, con apenas problemas, que viven llenas de amargura. La diferencia está en la actitud. Si te enfrentas a la vida, la ganas. Si huyes de ella, pierdes antes de empezar.

Hay algo que he aprendido desde que naciste, hijo mío: dar pena solo sirve para recibir palabras de ánimo pasajeras. Pero si realmente queremos avanzar y conseguir ayuda sincera, debemos mostrar fortaleza. Esto no significa no sentirnos tristes, sino no quedarnos atrapados en esa tristeza.

Parafraseando a mi héroe de juventud, Rocky Balboa, «hay que soportar los golpes sin dejar de avanzar». Y eso hacemos cada día, juntos. Cada paso, cada pequeño logro, es una victoria.

Te quiero,

Papá

¡Qué injusto es el destino y qué manera tan cruel de recordármelo cada día!

28 de septiembre de 2022

Querido Alvarete:

El próximo 3 de octubre te harán una biopsia para descartar problemas mayores. Mi mente me dice que estoy tranquilo, convencido de que todo irá bien, pero mi cuerpo muestra señales inequívocas de lo contrario, lo cual es lógico, pues, a fin de cuentas, eres mi hijo y como padre nunca podré aceptar del todo tu destino.

A veces mi mente me engaña cuando te miro y te veo sereno, me engaña porque me hace olvidar lo vivido. Por un momento me siento plenamente feliz, pero al instante lo revivo todo de golpe y me tambaleo. ¡Qué injusto ha sido el destino y qué manera tan cruel tiene de recordármelo cada día!

Algunos piensan que el sufrimiento les otorga derechos

sobre el resto: derecho a estar enfadado, a contestar, a la tristeza, a ser el primero en la fila… No sé si el sufrimiento te da derechos o motivos, pero sí sé que estas actitudes no sirven para nada, no nos ayudan y solo nos alejan más del resto.

Con el tiempo descubres que la pena es efímera y no mueve voluntades. Corremos el riesgo de que, con el paso de los años, en lugar de mejorar como el buen vino, nos avinagremos hundidos en nuestras reclamaciones, en vez de afrontar nuestras obligaciones.

Existen muchos medios para evitar nuestras obligaciones, si uno está dispuesto a no reparar en ellos. Pero lo difícil, hijo mío, no es evitar tus obligaciones, sino evitar el sufrimiento, que avanza mucho más deprisa.

El sufrimiento, como buen invasor, intenta alejarnos de lo que más necesitamos para combatirlo, de nuestros seres queridos, al encerrarnos en nosotros mismos. Debemos tirar de nuestro círculo cercano pidiendo ayuda con la cabeza alta. No desprecies el bien que haces al dejar ayudarte, y prestándosela, por insignificante que esta sea, pues no hay mejor medicina que sentirse útil. Es nuestra mejor arma. Tu madre es mi primera circunferencia.

Algunos te recomendarán que te centres en el momento presente, ya que no te puedes fiar del futuro y porque cada día tiene su afán. Nos les faltará razón, pero no se puede obviar el futuro, ni vivir permanentemente condicionado por él. Debemos prepararnos para que los golpes duelan menos y las caricias sean más intensas. Vivir como si el futuro no existiera nos incapacita para disfrutar del presente, por no ser eternidad.

San Pablo decía que quien no quiera trabajar que no coma. Toda una revolución para una sociedad del siglo IV, que no estaba preparada para ella. Decía que había que trabajar no porque no tuvieran derechos, sino para no ser gravosos y servir de ese modo de modelo para ser imitados.

No nos faltan motivos para estar enfadados, bajar los brazos o dejar de sonreír. Nadie nos culparía por ello, tenemos derechos (quizá más de los que pensamos), pero también tenemos obligaciones, para con nosotros y nuestros seres queridos, y una de las más importantes es ser feliz. Es más fácil dejarse ganar que luchar por la victoria, y lo mismo ocurre con la felicidad: no se conquista sin esfuerzo.

Ojalá tuviera una fórmula mágica que sirviera para todos y en todo momento para ser feliz, pero solo conozco esta: amar intensamente a los seres queridos, disfrutar y rememorar los buenos momentos, olvidar los malos, prepararse para el futuro y, sobre todo, confiar.

Es más fácil agachar la cabeza que enfrentarse al cíclope, pero el sufrimiento, inevitablemente, intentará alcanzarnos. En nuestras manos y en las de nuestros seres queridos está el que no lo consiga.

Vive intensamente el presente, rememorando los buenos momentos pasados, y espera paciente el futuro, sabiendo que será pasado y que solo recordarás lo que merezca ser recordado.

Te quiero,

PAPÁ

P. D.: Mi mente no me engaña, soy yo quien no acaba de liberarse de sus cadenas pasadas.

Rendirse no es una opción

14 de marzo de 2018

Querido Alvarete:

Son las dos de la madrugada y, como tantas veces, las ideas se despiertan en mi cabeza y no me dejan dormir. Parece que llevan el horario cambiado con respecto al mío. Por lo general, intento vencerlas y quedarme dormido, pero hoy no es posible; mis ideas son superiores a mis fuerzas, ya que brotan de lo más profundo de mi ser.

Hoy es tu cumpleaños. Viniste al mundo para cambiar mi forma de ver, afrontar y vivir la vida, pero en aquel entonces aún no lo sabía. Recuerdo cada detalle como si fuera ayer: la emoción, las expectativas y los sueños que tenía para ti. Pensaba en las cosas que harías, en lo lejos que llegarías, en las aventuras que compartiríamos juntos…

Pero entonces, cuando apenas tenías dieciséis meses, me dijeron esas palabras que cambiarían el rumbo de todo: «esclerosis tuberosa». Luego vinieron más términos, más diagnósticos: «síndrome de los genes contiguos», «poliquistosis renal»... En esos primeros momentos, sentí que me arrancaban el aire del pecho. Me preguntaba, con la voz rota por dentro, ¿cómo voy a salir adelante? Pero lo que no sabía entonces es que tenía la respuesta frente a mí: tú. Ibas a ser mi guía, mi fuerza, mi luz.

Desde ese día, nuestra vida juntos ha sido una serie de batallas. Batallas contra el miedo, contra el cansancio, contra las noches sin dormir y contra un futuro incierto que siempre intenta asomarse y robarnos la calma. Las visitas a los hospitales, las pruebas interminables, los cambios constantes de medicación y las cirugías —cinco en total— se convirtieron en nuestro día a día. Pero aquí estamos, once años después, de pie. Y si estamos de pie es porque tú me enseñas cada día a no caer.

A lo largo de los años, he aprendido que la vida no se trata de ganar o perder, sino de cómo enfrentamos cada reto. Es como si la vida fuera un torneo de tenis, y tú, Alvarete, estuvieras enfrentándote al mismísimo Nadal. Sabemos que el resultado está en contra, que todo parece imposible. Pero no importa, porque el verdadero valor no está en el resultado, sino en la forma en que juegas. Con la cabeza alta, con esfuerzo, con ese corazón que no se rinde. Así es como tú vives, y así es como yo intento seguirte.

El otro día me decía una doctora que por qué gastaba tanto esfuerzo y dinero en intentar solucionar algo que no tiene solución. Me recomendaba bajar los brazos, aceptar la situación e intentar disfrutar de la vida asumiendo el destino de mi hijo. Me consta que me lo decía con buenas intenciones y pensando en mi bien, pero ¿acaso puede un padre dejar de luchar por su hijo? ¿Se puede ser feliz viendo el devenir de tu hijo desde la barrera?

Cuentan que Leónidas se enfrentó con seis mil soldados a un ejército de más de un millón setecientos mil persas en la batalla de las Termópilas. El final parecía claro y así fue: cayó con todo su ejército. Pero sin ese sacrificio nunca habrían retenido a los persas el tiempo suficiente para que los griegos se replegasen y después pudieran ganar dicha batalla. Con la victoria posterior del ejército griego se honró la hazaña de Leónidas y de sus hombres. En la lucha contra las enfermedades raras pasa lo mismo. Los pacientes, sus padres y familiares no deben conformarse con las alabanzas por cómo llevan la lucha; han de luchar con el objetivo de vencer, sabiendo que su esfuerzo tendrá sus frutos, ya sea ganando la batalla o dejando los cimientos para que otros la ganen en su honor.

Resulta que hoy he tenido la inmensa suerte de poder salir a cenar fuera, un lujo cuando tienes un hijo enfermo. Durante todo el camino de vuelta, no he dejado de ver la luna grande y brillante. Siempre que veo la luna, me siento identificado, ya que, al igual que yo, no es capaz de brillar por sí sola; necesita la luz solar para reflejarla y así brillar. Al igual que la luna, necesito una luz externa para brillar, y esa luz no es otra que tu madre, Rocío. No me vayas a entender mal; cuando digo que «brillo» me refiero al mero hecho de levantarme cada día y afrontar la situación a la que nos enfrentamos. El poder disfrutar de esta vida me sería imposible sin ella.

Por eso, cuando veo la luna, me invade un sentimiento de agradecimiento hacia ella que muchas veces olvido expresarle. Desde que empezamos esta travesía, juntos hemos enfrentado innumerables batallas y nunca, ni una sola vez, tu madre ha bajado los brazos. Siempre está ahí, sosteniendo el escudo cuando yo necesito descansar, defendiendo nuestra fortaleza y recordándome, con una simple caricia, que no estoy solo en esta lucha. Somos un equipo, y en este equipo tú eres el corazón.

Tu enfermedad nos ha hecho crecer como matrimonio, pero, sin lugar a dudas, también podría habernos destruido. Pero la entereza y fortaleza de tu madre en los momentos difíciles y mi capacidad para olvidar las cosas malas y ver el futuro siempre con esperanza nos han convertido en una fortaleza infranqueable.

¿Por qué seguimos luchando? Porque es lo correcto. Porque cuando decidimos tenerte, asumimos un compromiso contigo. Y porque sabemos, con cada fibra de nuestro ser, que venceremos. Quizá no hoy, quizá no nosotros, pero algún día alguien recogerá el fruto de todo este esfuerzo. Nuestros padres lucharon por un mundo mejor para nosotros, y ahora es nuestro turno de hacer lo mismo por ti.

Alvarete, cada día contigo es un regalo. Cada sonrisa, cada pequeño logro, es una victoria que llena nuestro corazón de esperanza. Eres nuestra inspiración, nuestro motor, y por ti seguiremos luchando siempre. Porque si algo me has enseñado, es que rendirse nunca es una opción.

Te quiero,

PAPÁ

Río Bravo

28 de febrero de 2020

Querido Alvarete:

Tienes ya doce años y la gente dice que eres raro, muy raro. Lo afirman porque tienes una enfermedad rara, el síndrome de los genes contiguos, que te ha traído a su vez otras dos: la esclerosis tuberosa, que hace que te crezcan tumores por todo el cuerpo, y la poliquistosis renal, por la que tus riñones están llenos de quistes.

Naciste un 14 de marzo, un miércoles en el que el sol brillaba como si fuera agosto. Tu madre y yo éramos jóvenes, apenas teníamos veinticinco y veintisiete años, respectivamente. A las doce de la mañana llegaste a este mundo. Tenías la cabeza con forma de pepino y unos ojos grandes que no dejaban de mirar con curiosidad. Durante tus primeros meses viviste a cuerpo de rey: comer, dormir y volver a comer. A los seis meses ya gateabas más rápido que el perro que tenía tu padrino, y a los diez ya corrías por los pasillos de casa. A los doce meses decías tus primeras palabras y jugabas con tus primos sin parar. Eras un niño feliz, hasta te permitías el lujo de vacilarnos a todos con esas miradas de reojo y esas risas picaronas. En definitiva, eras un niño feliz y normal. Cero raro.

Pero, de pronto, todo cambió. Recuerdo el día que vacilaste con esa mirada de reojo a un médico amigo de la familia. En lugar de reírse contigo, como todos hacíamos, decidió mandarte un sinfín de pruebas. Todas salían bien, pero aun así pedía más. Tu madre, embarazada de cuatro meses, estaba, la pobre, agotada de tantas visitas y pruebas. Recuerdo cómo llamé al buen doctor para quejarme y él me contestó: «De acuerdo, una última prueba, una resonancia de cabeza y paramos».

Llegó la maldita prueba, jamás la olvidaré…, desde entonces llevas más de quince. Te durmieron en mis brazos y cuando saliste de aquella máquina, nuestra vida, como la conocíamos, se había ido, nos había dejado sin despedirse. Me sentí como si el mundo se desmoronara, pero tú seguías allí, pequeño y fuerte, mirando como si nada pasara.

Ese fue el primer día que escuché que eras «raro». Desde entonces, no he dejado de oírlo. «Alvarete tiene una enfermedad rara…». «Es muy raro, solo él y unos pocos más tienen esta patología y, con esa combinación, solo él».

A partir de ahí, el mundo cambió. Nuestra vida pasó a ser un constante ir y venir de médicos, pruebas y operaciones. Te han operado cinco veces de la cabeza y parece como si te hubieran robado las palabras. Echo de menos cómo me llamabas «papá» o cómo decías «moto» cada vez que veías una pasar. La gente ya no te entiende y, seguramente, cuando te hablan, para ti es como si oyeras un idioma extranjero.

¿Serás de verdad tan raro como dicen? A ver, es cierto que es raro ver a un niño tan guapo como tú. También es muy raro que tu mejor amigo sea Spider-Man: siempre te acompaña, incluso se operó la cabeza contigo. Aún más raro es pasarse el día riéndose y qué decir de que no te preocupa nada, que te dé igual quién gane las elecciones o que baje la bolsa.

Hijo mío, un sabio dijo una vez que «los ríos tranquilos no forman estuarios, ni se precipitan violentamente sobre las rocas. Los ríos tranquilos acaban encharcados. Si no hay turbulencia, no hay vida». Tú eres un río bravo, un río que embellece todo lo que toca a golpe de contracorriente. Tu fuerza y tu forma de afrontar la vida han forjado algo increíble en todas las personas que te rodean. Desde tu familia hasta tus médicos, tus terapeutas y tus profesores, todos han dado lo mejor de sí mismos gracias a ti.

Claro que hay días en los que desearía que las cosas fueran más fáciles para ti. A veces sueño que despierto y te tengo de nuevo en mis brazos, que todo esto no ha ocurrido y que podemos empezar de nuevo a vivir una vida sin tantas pruebas. Pero luego te veo y me doy cuenta de que, incluso con todas las dificultades, la vida contigo es un regalo. Es cierto que me encantaría que no fueras un río bravo, pero la vida nos ha dado limones y los exprimiremos juntos hasta que nos salga la mejor limonada del mundo.

Tu madre siempre te dice que no hay otro en el mundo como tú y eso, hijo mío, según la RAE, es ser único, no raro.

Te quiero,

Papá

Superación y esperanza

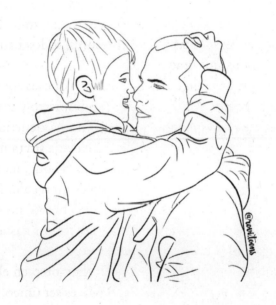

La fuerza de una sonrisa a tiempo

13 de agosto de 2023

Querido Alvarete:

Hace unas semanas tuvimos un día intenso de pruebas en el hospital. La verdad es que empezaste portándote como un jabato, aguantando muy bien las esperas y el incordio de las sucesivas pruebas, pero llegamos a la última y nos tocó esperar de pie en un pasillo estrecho, lleno de gente y con el correspondiente bullicio. Empezaste a ponerte nervioso y la cosa fue complicándose por momentos; tanto, que no me atrevía a avanzar por el pasillo por si alguien recibía una caricia tuya, las cuales solo yo merezco.

En ese momento, empezamos a recibir las miradas furtivas y no tan furtivas de la gente. Me pregunto qué les pasa por la cabeza. De pronto, una mujer se levantó, nos miró y se fue a llamar a una enfermera. Pensé que sería para avisarla de nuestra situación y pedirle que nos echara una mano, pero me equivoqué: se fue a quejar de que ella llevaba mucho rato esperando...

El otro día, este final de curso, nos colamos en la fiesta del colegio de tus hermanas, nos escondimos en lo alto de un montículo, donde está la pista de patinaje, y desde allí vimos todo lo que pasaba lejos de las aglomeraciones propias de un evento de estas características. Además, estaba convencido de que ibas a ponerte nervioso y de que íbamos a tener que irnos enseguida, por lo que el sitio era ideal para entrar y salir sin molestar a nadie. Pero, milagrosamente, aguantaste toda la fiesta, creo que por primera vez desde que lo intentamos. No paraste de dar brincos y hacer ruidos de felicidad; era como si te hubieras contagiado del espíritu festivo que flotaba en el ambiente. Estabas feliz.

Cuando empezaron a dar los premios, mi mente se transportó a once años antes. Tu madre y yo estábamos sentados en tercera fila viendo la función de Navidad del colegio al que ibas y, después de la función, salió sor Aurita —aquella monja que tanto te quería y que te «abandonó» por los enfermos de África— a entregar los premios a los mejores dibujos. Fue nombrando uno a uno a todos los premiados, hasta que por fin llegó al primero, el más importante, y te nombró a ti. Habías ganado con aquel dibujo de trazos rojos y azules que quería parecer un belén. Me eché a llorar como una magdalena, eran momentos muy duros en lo personal, por verte retroceder y no poder hacer nada, y aquel premio inesperado me emocionó en lo más profundo.

Volviendo a la fiesta de tus hermanas... menudo espectáculo estábamos montando, tú emocionado dando saltos y yo llorando al recordar aquel premio robado por sor Aurita para ti. Menos mal que todos estaban pendientes del evento y no se percataban de nosotros. Por si acaso, me puse la gorra y las gafas de sol para proteger así mis sentimientos de posibles miradas indiscretas.

Puede parecer una chorrada, un detalle sin importancia, pero once años después sigo acordándome de aquel gesto que tuvieron contigo y, sobre todo, con tu madre y conmigo. Las personas, cuando sufrimos, agrandamos y agradecemos cualquier muestra de cariño que se tenga con nosotros, ya que entendemos que es la forma que tienen los que nos rodean de decirnos todo sin necesidad de decir nada. Mi amigo Robert me comentó una vez que quizá yo no era consciente, pero que estaba viviendo una vida fuera de lo común debido a la gente tan extraordinaria que voy conociendo en tu camino. No es habitual cruzarse con tantas personas radiantes en una sola vida y ser consciente de ello. Desde que me lo dijo, no paro de tenerlo presente y dar gracias por ello. A muchas de estas personas las identifico al ver cómo se acercan a ti, el cariño que te dan y el que de ti emana.

Volviendo a la sala de espera del hospital... Es curioso cómo la mente, en momentos de estrés, te juega malas pasadas y hace que te fijes en lo negativo y no seas capaz de ver las cosas buenas, aunque las tengas delante de tus narices. Junto a nosotros había un joven negro con el pelo rizado; iba en una silla de ruedas motorizada y le habían hecho una traqueotomía en la garganta que le impedía hablar con fluidez. El joven empezó a hablarnos y, a pesar de su condición, no parecía mostrar ningún miedo a tus caricias. Preguntó nuestro nombre, se interesó por tu enfermedad y sus similitudes con ciertos tipos de autismo, y te deseó suerte. Tu reacción fue tranquilizarte y cogerle la mano, sonriéndole como si reconocieras en él a un amigo. Poco te duró ese estado de relajación, pero a mí me dio fuerzas para afrontar la última prueba del día con una sonrisa y para no perder la fe. Con qué poco se consigue tanto.

Te quiero,

Papá

Buscadores de vida

19 de octubre de 2021

Querido Alvarete:

El otro día estuve visitando el ala de paliativos pediátricos del Hospital Niño Jesús de Madrid. Es una visita complicada; según entras y te fijas en el tamaño de las camas, te das cuenta de quiénes son los pacientes: niños que van a dejar esta vida a pesar de su corta edad. Se te revuelve el estómago y solo te queda agradecer lo afortunado que eres. A pesar de la dureza y los dramas que allí se tratan, en ningún momento tuve la sensación de estar en un velatorio, más bien todo lo contrario, se respiraba vida. Daba gusto ver la cara de todos los profesionales; transmitían paz y tranquilidad.

Uno de los médicos dijo una frase que se me quedó grabada: «Para morirse hay que estar vivo, nosotros nos ocupamos de los vivos porque viven». Efectivamente, en ocasiones se nos olvida que los enfermos, por muy graves que estén, siguen vivos y, por tanto, merecen vivir de la mejor manera posible.

Después de la visita me di un largo paseo para bajar los pensamientos a tierra. Ese día el parque de El Retiro parecía tener más vida que nunca: el estanque estaba lleno de parejas paseando en barca, corrillos de adolescentes riéndose a carcajadas, gente corriendo... El mundo parecía indiferente a la realidad que ocurría a unos metros de distancia.

Mientras tanto, no se me quitaba de la cabeza el mapa de la comunidad de Madrid lleno de chinchetas (cada una de ellas representa a uno de los niños a los que atienden en la unidad); los datos del número de niños fallecidos anualmente en España, y el hecho de que la mayoría de ellos lo hacían a causa de una larga enfermedad. Imagínate la prueba que supone no solo para el niño, sino también para el resto de la familia. Los marca a todos para el resto de sus vidas.

Recordé las familias que conocemos en situaciones parecidas, que llevan años con su hijo gravemente enfermo sin apenas descanso. Ellas mejor que nadie saben lo relevantes que son las palabras del médico, «... porque viven», y lo que implican, que no siempre es fácil imaginarlo. Cuando la persona que está enferma tiene plenas capacidades cognitivas, es sencillo entender que sigue viva y que hay que luchar para que siga disfrutando hasta el último instante. Pero cuando el enfermo ha perdido las capacidades cognitivas, cuesta más entender las palabras del buen doctor. Y eso podría llevarnos a centrarnos solo en las necesidades básicas (quitarle el dolor, alimentarlo...), olvidando que sigue vivo y que tiene otras necesidades, algo que sin duda no le sucede a esta unidad de élite, que se preocupa hasta del último detalle. Tanto es así que incluso siguen apoyando a la familia una vez que el niño pasa de esta vida a la siguiente.

Recuerdo una enfermera que tenía en brazos a un niño de

paliativos, seguramente ya en estado vegetativo, y cómo lo acercaba a la ventana para que le diera el sol, mientras que lo mecía y acariciaba. Lo podría haber dejado en la cama conectado y no se habría quejado, pero ella entendía que, si el niño pudiera hablar, le habría pedido esas muestras de amor. Sin embargo, acuérdate de tu primer compañero de habitación de hospital: cómo aquel niño falleció postrado en la cama sin más cariño que el que pudo darle tu Granma, mientras que estuvimos allí, porque no tenía quien se lo diera; aún hoy no se me quita de la cabeza.

La verdad es que uno se siente muy pequeño cuando se compara con esas personas que son capaces de poner al prójimo en el centro de su vida y se pregunta qué sería de este mundo sin ellas. Por fortuna, cada vez hay más personas así. Hoy, por ejemplo, me contaban cómo el equipo de enfermeras que tiene la unidad de día de paliativos pediátricos del Hospital de Cuidados Laguna (otro centro admirable) habían hecho todo tipo de malabares para no dejar de dar el servicio que presta gratuitamente, tan necesario a las familias, durante la pandemia. Viendo el cariño con el que tratan a los niños que allí atienden, comprendes que para ellas es algo más que trabajo, y que son capaces de hacer cualquier cosa por ellos, como demostraron durante la pandemia.

Todas estas experiencias me llevaron a pensar en un texto delicioso de Agustín de Hipona que se titula *La vida feliz*. En él habla de la existencia de dos tipos de alimentos, los del cuerpo y los del alma, siendo estos últimos los que realmente nos sacian y nos dotan de la felicidad plena. Cuando ves la cara de estas personas que se dedican en cuerpo y alma a la atención del prójimo, piensas si no habrán encontrado los tan ansiados alimentos del alma. Y por eso no reclaman para ellas ningún reconocimiento adicional, que sin duda merecerían.

La verdad, Alvarete, es que tu «cuerpo» está hecho un desastre, a la vista está, pero la verdadera belleza se muestra en el interior del «alma» (vida) y, al igual que la de los niños de paliativos, la tuya brilla con luz propia y se convierte en la mejor guía para aquellos buscadores de vida.

Te quiero,

Papá

El valor del esfuerzo, independientemente del resultado

7 de septiembre de 2023

Querido Alvarete:

Como sabes, por Nochebuena tenemos la costumbre de juntarnos con toda la familia directa. Cuando yo era pequeño, las hermanas de tu abuelo, junto con sus maridos e hijos, venían a casa y lo celebrábamos todos juntos. Recuerdo un año en que me alejé del bullicio y me senté a la mesa del comedor; estaba yo solo delante de la bandeja de turrones y polvorones. Era ya muy tarde y reposé la cabeza en su superficie, pues la noche había sido larga y tenía ganas de irme a la cama. En ese instante, apareció mi tío Fernando con un paquete envuelto, que era más grande de lo habitual para aquella noche. Lo llevaba escondido detrás de su espalda, pero se vislumbraba con claridad. Era un regalo para mí.

Abrí el regalo a toda velocidad y me encontré con el Cluedo. Me quedé mirándolo fijamente y moviendo la caja de todas las formas posibles para examinar cada recoveco e intentar hacerme una idea sobre la temática de aquel juego de mesa. Mi tío se quitó la chaqueta, se remangó y se sentó a mi lado. Cogió el Cluedo, lo abrió y empezó a colocarlo mientras me explicaba en qué consistía y me daba consejos para ganar a su juego favorito.

Es complicado entender el motivo de las cosas, por qué suceden y por qué a unos sí y a otros no. Gastamos mucha energía y mucho tiempo tratando de encontrar una explicación sin darnos cuenta de que conocerla no va a cambiar la realidad. Personalmente, creo que todo lo que nos sucede tiene un sentido, aunque nos cueste verlo, pero con el tiempo veremos que las piezas van encajando como un puzle, como si todo fuera fruto de un plan superior del que somos meros partícipes. Otra cosa es que nos guste más o menos el puzle.

Todos necesitamos entender los motivos, y por eso los buscamos desesperadamente, pero a veces es mejor obviarlos, dejarse llevar por la corriente que marca la marea de nuestra existencia, confiando que nos llevará a buen puerto o, al menos, al que nos corresponda. Sea justo o injusto, no debemos perder el tiempo apenándonos por ello, ya que no cambiará nada salvo nuestro estado anímico. Lo que debemos hacer es pelear por mejorarlo sin albergar resentimiento en nuestro corazón.

Ver tu vida, sin duda complicada, y tu reacción ante ella me ayuda a no comparar y a no quejarme, porque mis problemas son *peccata minuta* en comparación. He de reconocerte que en momentos como el actual me cuesta mucho dar prioridad a mi corazón, puesto que mi cabeza, siempre más racional, tiende a centrarse en lo malo y a no ver salida a nuestra situación. El corazón, sin embargo, no atiende a razones, vive de sentimientos y son estos los que me dicen que debo disfrutar de los momentos buenos a tu lado, convirtiendo los malos en aprendizajes que, lejos de debilitarme, me hacen más fuerte y, de esta manera, el veneno que debía matarme se convierte en mi salvación.

Las soluciones aparecen con el tiempo, no suelen estar visibles al principio del camino, por lo que no debemos desanimarnos ni arrojar la toalla a las primeras de cambio. Hay que tener fe en que los obstáculos del camino nos servirán de aprendizaje y, fruto de este, acabarán apareciendo las soluciones. Creo firmemente en ello debido a nuestra experiencia. Nos hemos introducido en muchos senderos que en apariencia no tenían salida y parecíamos abocados a la desesperación. Pero en el instante en que la frondosidad del camino iba a engullirnos, siempre apareció un nuevo camino alternativo. Miro atrás y veo el principio de nuestra senda juntos: todo parecían cuestas y nubarrones, y la mente nos pedía tirar la toalla. Parecía la decisión más sensata, pero ahora, que sigo viendo el camino tortuoso, miro atrás y recuerdo los momentos vividos juntos y no los cambiaría por nada. Veo risas, alegrías, pequeños logros y, sobre todo, mucho amor del bueno.

El futuro no está escrito, nadie lo conoce, por lo que no lo demos por hecho antes de vivirlo y lucharlo. Decía Winston Churchill que él era optimista, que no le parecía útil ser otra cosa. Y no le faltaba razón. Ser optimista tiene el mismo efecto en nosotros que sonreír: nos llena de vitalidad, nos reduce el estrés y nos ayuda a afrontar la vida con otro talante. Debemos llenarnos de optimismo para afrontar el futuro, solo así seremos capaces de transformar las dificultades en oportunidades.

Una vez leí una frase de la Madre Teresa de Calcuta que me llenó. Decía que la mayor enfermedad de hoy en día no es la lepra ni la tuberculosis, sino más bien el sentirse no querido, no cuidado y abandonado por todos. Esas palabras me impactaron y me ayudaron a ver las cosas con otra perspectiva, conocer el poder que cada uno de nosotros, por pequeños que seamos, tenemos en la vida de los demás, pues todos podemos amar y sonreír. También me ayudó a ponerme como objetivo que, por dura que sea tu enfermedad, esta nunca sea la mayor, ya que daré mi vida para que nunca te sientas solo y abandonado, incluso si llegase el momento en que yo falte.

Años más tarde, cuando estaba montando la Fundación Ava y no conseguía al principio muchas personas que quisieran unirse a aquella aventura, recordé aquella Nochebuena, aquel cariño con el que me trató mi tío y aquellas lecciones que tantas partidas ganaron por mí. Decidí llamarlo y preguntarle si quería subirse al barco (porque realmente era una aventura), y él me dijo que sí sin dudar un instante y con la convicción del que sabe que puede y debe ayudar. Durante un tiempo, sus consejos guiaron la fundación y siguen haciéndolo, ya que las buenas directrices nunca dejan de ser válidas. Hoy la fundación tiene un nuevo patrono en el cielo que, junto a José Antonio —patrono de la fundación también fallecido—, no me cabe duda de que harán piña para que sigamos escalando aquellas cimas que antaño, cuando empezamos, parecían tan altas.

Recuerdo una conversación reciente en la que le decía que no sabía si valía la pena tanto esfuerzo, tantas horas de dedicación... y cómo no me dejó terminar, pues me agarró de los hombros, me miró y me dijo que no podía pensar así. Me transmitió el valor del esfuerzo, independientemente del resultado, y de la confianza en el futuro. Mi gran amigo Cicerón dijo que la vida de los muertos perdura en la memoria de los vivos, por lo que descuida, tío Fernando, que aún te queda mucha vida.

Te quiero,

Papá

Vivir, no solo sobrevivir

13 de diciembre de 2020

Querido Alvarete:

Es domingo, cinco de la tarde, y estamos paseando por el centro comercial con tus hermanas y mamá. Vamos felices, las luces y los adornos navideños decoran todas las paredes de las tiendas. Por un momento, nos olvidamos de las miserias de la pandemia y dejamos que nuestra mente viaje a lugares entrañables, como esos que evoca la Navidad. Tus hermanas empiezan a vislumbrar la llegada de los Reyes Magos y nosotros, los adultos, disfrutamos a través de ellos, recordando nuestra niñez.

De pronto, mis gafas salen volando, mi mascarilla acaba en el suelo y, para cuando me quiero dar cuenta, estoy recibiendo el segundo arreón de tu parte. Rápidamente reacciono, me bajo de la nube en la que estoy para agarrarte y contenerte ante las miradas furtivas de la gente. Tan pronto como llegó, el momento se va. Vuelves a sonreír y empiezas a dar saltos de alegría. En ese instante, siento cómo cada mililitro de mi sangre pesa como plomo y baja a toda velocidad por mis venas hacia mis pies. Es justo entonces cuando tu hermana pequeña tira de mi brazo y me dice: «Mira, papá, Alvarete está muy contento. Toma tus gafas». Y se va corriendo por el pasillo central persiguiéndote. Todos volvemos a sonreír y seguimos soñando con la Navidad, como si nada hubiera pasado.

Sabemos que tu discapacidad no es bonita ni es divertida. No podemos quedarnos en la superficie, porque eso evita empatizar y, por tanto, actuar. Conviene recordar que todos, de una manera u otra, convivimos con este problema, ya sea por un hijo, un hermano, un padre o incluso por nosotros mismos. Es el precio de la longevidad.

Al final, hijo, las personas con discapacidad intelectual y sus familias lo que necesitan, lo que necesitamos, es ayuda. Ayuda de las instituciones, pero también ayuda de una sociedad que demasiadas veces mira hacia otro lado. No podemos olvidar que lo que nos hizo humanos fue cuidarnos los unos a los otros, lo que a su vez trajo avances médicos y aumentó nuestra esperanza de vida.

En la vida te puedes quedar con lo malo, como tu enfado, o te puedes quedar con la visión positiva de tu hermana pequeña: «Alvarete está muy contento». Mentiría si no reconociese que a veces me cuesta ser positivo, que me planteo muchos porqués y que a veces deseo escapar de mis obligaciones. Pero en esos momentos me doy cuenta de que la vida no es aquello con lo que soñamos, sino aquello que palpamos. Es maravillosa a pesar de sus dificultades y en ellas encontramos las grandes virtudes de la humanidad. Las grandes figuras y los avances de la humanidad han surgido de las dificultades y no dejan de ser oportunidades para que las personas, ya sean anónimas o públicas, brillen por los demás. Por eso, hoy pido a todos que brillen, que actúen, para que las personas con discapacidad intelectual puedan vivir la vida que merecen, como tú, con alegría y dignidad.

Hijo, a través de tus ojos veo el mundo de una forma distinta, más pura, más real. Eres mi maestro en esto de vivir la vida, con todo lo que conlleva, y por ti seguiré luchando para que esa vida sea tan grande como tu sonrisa.

Te quiero,

Papá

Aprendiendo de tu sonrisa

17 de junio de 2021

Querido Alvarete:

Vivimos en un mundo del culto al yo, donde prima ganar y tener éxito por encima de cualquier otra cosa. Las redes sociales no ayudan, nos venden un mundo irreal donde los ejemplos que seguir por los jóvenes son irreales.

No es extraño pensar que en este mundo una persona como tú pueda pasar desapercibida. Ni eres futbolista, ni modelo, ni tampoco un empresario exitoso, solo eres un niño con discapacidad intelectual. Cuando las personas se cruzan contigo, te miran con pena o indiferencia y ninguna se para a pensar lo que les puedes aportar, lo cual es natural; yo, que soy tu padre, he tardado años en darme cuenta de tus enseñanzas, me quedaba con lo duro de la experiencia, los sueños rotos y el cansancio. Afortunadamente, poco a poco empiezo a aprender de ti, me cuesta porque nunca he sido el más espabilado de la clase, pero, como buen borrico que soy, una vez que aprendo el camino lo sigo sin desviarme lo más mínimo.

A veces me pregunto si aprendes tú algo de mí, dado que siendo tu padre debería ser yo quien te guíe y enseñe, y no al revés. Solo me limito a cuidarte lo mejor que puedo, pero realmente me gustaría que aprendieras algo de mí. Mientras tanto, intentaré transmitir tus enseñanzas de la mejor manera posible.

Mucha gente me pregunta si sufres y durante mucho tiempo no he sabido responder a la pregunta. Siempre había pensado que sí, que sufrías muchísimo, como no podía ser de otra forma con todos tus tumores, operaciones, epilepsias... Empecé a leer sobre el sentido del sufrimiento y hasta escribí sobre la materia. Pero no todas las respuestas están en los libros y el otro día, mientras te perseguía tu hermana pequeña, te empezaste a reír y a reír hasta que la franja azul de tu pañal cambió de color: te habías hecho pis de tanto reírte. Ese mismo día te habían operado de la cara, lo habías pasado fatal y apenas podías abrir los ojos.

Fui consciente de que no es lo mismo sufrir que padecer. Las personas sufrimos porque anticipamos problemas del futuro, que en la mayoría de las ocasiones no ocurrirán, y eso nos hace sufrir. El miedo al futuro, a una enfermedad, a una dolencia, a perder a un ser querido, a perder el trabajo..., todas esas cosas hacen que no disfrutemos del momento y suframos por un hipotético futuro. Tú, en cambio, no sabes sufrir, no anticipas ni lo bueno ni lo malo, te limitas a vivir el momento. Es cierto que no sufrirás, pero sí que padeces muchos dolores, aunque eso no te impide, cuando tienes la oportunidad, disfrutar al máximo de la vida. Una comida, una siesta mañanera, unas cosquillas de tu hermana o un vaso de Coca-Cola te hacen disfrutar a un nivel que creo que yo nunca he sido capaz de alcanzar, ya que las dudas del futuro me nublan el sol del presente. Y esa es tu primera gran lección, nos enseñas a disfrutar de la vida a pesar de las contradicciones.

Tu segunda lección quizá es la que más me cuesta aprender, el perdón. Cuántas veces me habré enfadado, te habré echado la bronca o tenido un mal gesto contigo porque, sin darte cuenta, has hecho cosas que me sacan de quicio. Nunca me has guardado rencor ni un minuto, rápidamente me has perdonado y olvidado. Recuerdo cuando, recién operado, que ibas con tus vendas en la cabeza y yo te llevaba a hombros, una señora nos apartó de malos modos porque íbamos lentos, te miró con desprecio y nos soltó algo en francés que no me pareció muy bonito. Al cabo de un rato nos la volvimos a encontrar, pero esta vez tú ibas andando muy cansado y, al pasar a su lado, la cogiste de la mano y le sonreíste como si nada hubiera pasado. La pilló tan de improviso que no le quedó más remedio que devolverte la sonrisa, roja de vergüenza. Muchos dirán que te comportas así porque no tienes la capacidad para recordar, y es verdad, pero eso no quita que tu capacidad de olvidar las cosas malas que te hace la gente no sea un superpoder que todos podemos conseguir con algo de esfuerzo.

Otra virtud que me gustaría aprender de ti es la de amar sin medida, porque cuando amas al prójimo, todo es más sencillo, desaparecen las envidias, los celos, las comparaciones. Es una gozada, es el acto sinceramente más egoísta que existe, ya que, cuando amas a todo el que te rodea, eres inmensamente feliz; por eso es incomprensible que cueste tanto. Es complicado explicar con palabras cómo sé que amas sin medida, incluso puede resultar contradictorio conociendo tus problemas de comportamiento que tanto me desvelan. No obstante, el que te conozca y te haya visto abrazar a tu abuela en sus últimos momentos; «cuidar» de tu amigo con parálisis cerebral recogiendo su pelota una y mil veces y dándole besos de incisivos (como no sabes dar besos, acercas la cara y clavas los dientes incisivos, generalmente, en la azotea de la cabeza), que también llamamos «besos-mordisco»; agarrarme del cuello mientras me lo giras y me sonríes como si todo te fuera bien, o ir corriendo a abrazar a quien llora me hace comprender que tu amor, además de limpio, no tiene límites.

La última enseñanza que me gustaría resaltar hoy de ti es tu fortaleza. La que se manifiesta cuando pienso en todo por lo que has pasado —operaciones, años sin apenas dormir, estados epilépticos crónicos…— y nunca te he visto quejarte. Alguno dirá: «Pero si no habla, cómo va a quejarse». Pues muy sencillo, bastaría que estuvieras constantemente enfadado, pero todo lo contrario, en cuanto puedes, sueltas una sonrisa. Recuerdo cómo sonreíste y te pusiste a hacer ruidos de alegría al ver la comida después de tu quinta operación de cerebro; llevábamos un mes hospitalizados, aún tenías el drenaje en la cabeza, la sonda, la vía, seguías con chutes de morfina y aun así te «descojonaste» del mundo porque había pollo asado para comer. ¿Cómo podría quejarme de mis dolores considerando los tuyos y la fortaleza con la que los afrontas? Pues, sinceramente, no sé cómo lo hago, pero lo hago, pero descuida porque a tu lado acabaré aprendiendo.

Entiendo que nadie quiera pasar por tu tormento ni que ninguno de sus seres queridos tenga que hacerlo; yo mismo desearía que hubieras nacido sano, pero eso no quita que me cause un inmenso dolor el hecho de que no se valore todo lo que tienes que aportar a la sociedad y pasen desapercibidas tus enseñanzas. Entiendo que no todos los ojos están preparados para mirar directamente los tesoros que más brillan —es lo que tiene vivir entre sombras—, pero estoy convencido de que entre todos podemos hacer que desaparezcan los nubarrones y, por tanto, abandonemos las sombras.

Te quiero,

Papá

No mirar hacia abajo

21 de agosto de 2016

Querido Alvarete:

Una vez me dijo un padre, que estaba pasando por una situación complicada, lo siguiente: «A veces, me dejo caer en el sofá con la sensación de no poder más, de querer tirar la toalla y darme por vencido. Cierro los ojos y todo me da vueltas, me estallan la cabeza, las piernas... Me siento como un corredor de una carrera que no tiene fin, como si estuviera nadando y tuviera la línea del horizonte delante, detrás y a los lados». En ocasiones me siento identificado con esas palabras, es difícil no hacerlo, sobre todo en los días más duros.

Hace más de nueve años que naciste y desde entonces, ocho de ellos han sido una constante lucha contra tu enfermedad. Es una lucha sin final aparente, y eso puede desconcertar. No hay un faro, ni un norte claro que seguir. A lo largo de este tiempo he cometido muchos errores, pero cada uno de ellos se ha convertido en una lección de vida. Poco a poco, esas lecciones me han enseñado a orientarme en medio de esta tormenta y, lo más importante, a aprender a disfrutar de lo que tenemos.

Una de las cosas más difíciles de aceptar es la sensación de estar perdido, esa que viene acompañada del pensamiento de que, a diferencia del resto de tus hermanas, tú nunca volarás del nido. Eso es, hijo mío, lo que más desconcierta a las familias que pasan por esta situación: enfrentarse a una realidad diferente, pero igualmente llena de amor y significado.

Cuando parece que el mundo se desmorona y que todo está desorientado, hay que detenerse y pensar en lo bueno que hay en nuestras vidas. Yo pienso en mamá, en tus hermanas, en los abuelos, en nuestra familia… También me ayuda fijarme metas pequeñas, cosas que me motiven y que pueda cumplir: los viernes de cine con mamá (cuando podemos organizarlo), las comidas con los amigos, los viajes con tu Grampa, los paseos contigo, Alvarete. Esas pequeñas metas me dan fuerzas para seguir adelante.

El otro día estuve con un equilibrista y no pude evitar preguntarle cuál era su truco para no perder el equilibrio. Me respondió, entre risas: «No mirar hacia abajo». Y pensé en cuánta verdad había en esas palabras. A veces, mirar demasiado al futuro nos da vértigo, y ese vértigo puede dificultar nuestro camino. Pero tampoco podemos ignorarlo: el futuro está ahí, llegará, y debemos prepararnos para hacerle frente.

No se trata de vivir sin pensar en el futuro, como si este no existiera. La gente que vive el *carpe diem* sin ningún plan para el mañana no está preparada para enfrentarse a lo que vendrá. Hay que encontrar un equilibrio: disfrutar del presente, pero también asegurarse de que el futuro no nos coja desprevenidos.

Una de las cosas que más me ayuda a mantener la mente clara es el deporte. Salir a correr me despeja muchísimo; me ayuda a poner las cosas en perspectiva y a organizarme. Es fundamental buscar momentos para hacer algo que nos permita liberar estrés. Es fundamental organizarse para buscar esos ratos para desconectar. Si se vive en pareja, pueden hacerse turnos con ella para hacer deporte y, si se está solo, debe pedirse ayuda a amigos o familiares.

Además del deporte, hay hobbies que no requieren mucho tiempo y pueden ayudarnos más de lo que creemos. A mí me encanta la fotografía. Es mi vocación frustrada y, aunque no tengo tiempo para dedicarle, siempre llevo el móvil conmigo para fotografiar aquello que me inspira. Sacar una foto me toma un segundo, pero me ilusiona pensar que en algún momento encontraré tiempo para editarla y revivir ese instante.

Leía hace poco en las redes sociales de TSC Alliance (la asociación de esclerosis tuberosa en Estados Unidos) que muchas personas encontraron en el juego *Pokémon GO* una vía de escape. Aunque no entiendo mucho del tema, aprendí que el juego les permitía romper con la rutina incluso en los momentos más difíciles. Les daba algo pequeño y emocionante en que concentrarse, aunque fuera solo durante un minuto. Si algo tan simple puede ayudar tanto, todos deberíamos ser capaces de encontrar nuestra propia manera de desconectar cuando más lo necesitemos.

Alvarete, si algo he aprendido en estos años contigo es que la vida no siempre es lo que imaginamos; no obstante, siempre nos sorprende con pequeños regalos, como tus sonrisas después de un día complicado o tus abrazos inesperados. El futuro puede ser incierto, pero si lo enfrentamos preparados y con amor, no tengo dudas de que será maravilloso.

Te quiero,

PAPÁ

Aceptación y realidad

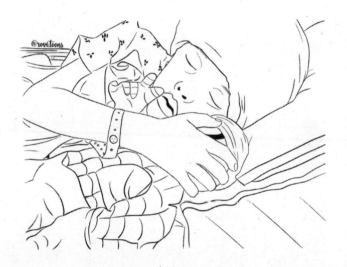

La aceptación

16 de septiembre de 2021

Querido Alvarete:

Hoy hemos tenido revisión con la nefróloga y, como siempre, ha surgido la conversación sobre el futuro fallo renal y las complicaciones añadidas al tener una discapacidad intelectual y otras enfermedades degenerativas. Lo bueno o lo malo es que no saben cuándo sucederá, solo saben que ocurrirá y que será un largo camino de espinas.

Las tardes después de la consulta suelen ser largas, empiezo a pensar en todo el camino que deberemos recorrer juntos y me invade cierta melancolía. Desde que naciste, hemos pasado por varios periodos de «espinas» y de todos ellos hemos salido de la mano…

Cuando pienso en que puedas abandonar el barco antes que yo, siento miedo, miedo a no haber estado a la altura. Cada día lucho por ser el padre que mereces, pero resbalo demasiadas veces y, aunque siempre vuelvo a intentarlo, estoy convencido de que mi yo del futuro no será benévolo con mi actitud.

Al principio de tu enfermedad, nos dijeron que abandonarías el barco sobre los seis años, luego a los doce y ahora no saben. Inicialmente me bloqueaba que pudieras tener fecha de caducidad, pero llegó un momento en que comprendí que debía aceptar tu enfermedad y todo lo que ello conlleva para poder seguir viviendo e intentar ser el padre que necesitabas.

Fíjate bien que digo «aceptar»: no digo «olvidar», no digo «no pensar en ello», tampoco digo «hacer como si nada pasara»... digo «aceptar». No puedo ni debo olvidar tu dolor ni por lo que tienes que pasar; es necesario ser consciente de ello para que la vida no me sea indiferente, pero hay que aceptar todas estas vicisitudes para poder abrazarla.

No maldigo nuestra suerte, pero tampoco la bendigo. Creo que no tiene sentido perder el tiempo lamentándose de cómo podría haber sido nuestra vida o las cosas que podríamos haber hecho juntos. Nos ha tocado vivir de manera diferente a lo que esperábamos, pero la vida tiene estas cosas y no podemos permitir que se nos escape mientras nos lamentamos.

Reconozco que a veces he fantaseado con poder viajar en el tiempo, y siempre que lo hago me surge la misma cuestión: ¿qué debería haber hecho para evitarme tanto sufrimiento? Después de darle muchas vueltas, sé que la única forma de haberlo evitado habría sido quitando el amor de mi vida, porque quien no ama no puede sufrir por el ser querido. Pero ¿para qué vivir sin amor? Debemos centrarnos en las cosas positivas y hacernos fuertes en las trincheras, aprendiendo de tantas otras familias que nos sirven de inspiración.

Inspiración como la que me vino el otro día al leer que un grupo de madres de personas con discapacidad habían montado un sindicato para reivindicar y visibilizar su soledad y, asimismo, para denunciar la falta de apoyo institucional que recibían a pesar de estar agotadas por cuidar de sus hijos con discapacidad. Me sorprendió positivamente que, tras describir la situación de extrema dureza que viven, terminaran diciendo que, a pesar de todo, nunca iban a dejar de acompañar y de cuidar a sus hijos. Para que nos lo imaginemos, es como si estuvieran en mitad de un lago con una piedra atada al cuello que tira de ellas hacia abajo y, pudiendo cortar la cuerda y liberarse así de su «carga», no se les pasa por la cabeza y solo piden que les lancen un flotador para poder hacer un poco más liviana esa «carga». Mucha gente pensará que es lo normal, pues son sus madres y es su obligación; yo, sin embargo, que conozco la situación de muchas de estas madres, lo veo como un ejercicio de amor espectacular.

Muchas veces olvidamos qué es el amor de verdad. Tendemos a idealizarlo y a relacionarlo con la belleza y el placer, en parte porque es lo que nos enseña la sociedad, pero olvidamos que el amor más grande es aquel que se demuestra en las renuncias y en los sacrificios por la persona amada; renuncias y sacrificios como los de esas madres que anteponen el bienestar de sus hijos al suyo propio.

La gente, cuando ve todos estos problemas, inmediatamente piensa en el drama y el sufrimiento que acarrean, y, sin embargo, se olvidan de que, detrás de muchas de estas vidas, se esconden las más grandes historias de amor, que pueden no querer ser vividas, pero desde luego no pueden pasar desapercibidas, ya que sus enseñanzas son gigantescas.

Yo siento que tú me has enseñado a amar, amar de verdad.

Y gracias a ese amor tan grande que hemos cultivado juntos, he sido capaz de llevar las contradicciones de tu enfermedad y aceptarla, sin olvidar lo que supone, abrazando la vida que nos ha tocado, y así ser feliz a tu lado. Además, como dijo Cicerón, «el tiempo es una cierta parte de la eternidad», y yo creo que ahora estamos viviendo en el tiempo.

Termino con una pregunta que creo que debería hacerse todo el mundo: «¿Vivimos para amar o amamos para vivir?». Yo tengo clara mi respuesta y la he aprendido a tu lado.

Te quiero,

Papá

Más allá del dolor

15 de junio de 2024

Querido Alvarete:

Las últimas semanas han sido intensas, han pasado muchas cosas a nuestro alrededor. Hemos visto a varias familias pasarlo mal y a la vez hemos experimentado lo mejor de una sociedad que se ha conmovido y se ha volcado por ayudar. Estoy convencido de que todo ese dolor no ha caído en saco roto y ha hecho mejores a muchas personas. Podría decirse que de algo malo ha surgido algo bueno.

Ante esta situación, siempre surge la eterna pregunta: ¿valió la pena? Yo siempre he contestado que no y me mantengo en esa posición. Por mucho bien que haya traído tu enfermedad, habría preferido seguir siendo un «cabrón» y tenerte sano a mi lado. Pero es cierto que puede que no esté viendo la foto completa. Como sabrás, he hablado sobre este tema con mucha gente a lo largo de estos años y no todos piensan lo mismo que yo. Quizá lo que me falta es confianza.

Decir que el sufrimiento merece la pena es fácil, pero difícil de vivir. Yo, que veo de cerca todo el bien que ha florecido a tu alrededor, no puedo dejar de hacerme la pregunta y pensar en ella, pero tampoco puedo ser objetivo, ya que mi mente no me deja abrir la puerta a que haya podido merecer la pena. Lo sentiría como una blasfemia, una traición a lo más sagrado.

Platón afirmaba que el sufrimiento es el camino hacia el conocimiento y la verdad. En su metáfora sobre la caverna describía cómo sus habitantes vivían con miedo ante las sombras, provenientes del exterior, que se veían reflejadas en las paredes. Y cómo, cuando salían de la cueva y se enfrentaban a la luz del sol, experimentaban dolor y sufrimiento. Este sufrimiento simbolizaba la difícil, pero necesaria, transición desde la ignorancia al conocimiento, de vivir en un mundo de sombras a uno de realidades.

Su discípulo, Aristóteles, fue más allá y dijo que era una oportunidad para el desarrollo de la virtud, y así llegar a la felicidad (*eudaimonía*). La virtud se cultiva enfrentándose a desafíos a través de los cuales puedes llegar a desarrollar cualidades como la fortaleza, la templanza o la justicia. Este proceso de crecimiento personal lo veía necesario para llegar a la eudemonía, una vida plena y realizada.

San Agustín y santo Tomás de Aquino siguieron la misma línea, y veían el sufrimiento como una oportunidad de redención para alcanzar la paz, purificando el alma. Santo Tomás Moro dio un paso más allá, al vivir el sufrimiento como una oportunidad para dar un testimonio de fidelidad y confianza. Afrontó su propio martirio con integridad y firmeza, negándose a comprometer su conciencia, y dejando claro que el sufrimiento y el sacrificio en defensa de la verdad y la justicia eran lo más importante.

Y luego está el gran Viktor Frankl, que vivió la Segunda Guerra Mundial en varios campos de concentración y desarrolló toda su teoría sobre el sentido de la vida, con la que buscaba un propósito que le ayudara a sobrevivir en esas circunstancias.

Si te fijas, todos siguen el mismo camino, pero cada uno de ellos da un pasito más: el sufrimiento, aunque doloroso, es el camino hacia la verdad (Platón); el desarrollo de la virtud y la felicidad plena (Aristóteles), que trasciende nuestra condición humana y su materialidad (san Agustín y santo Tomás de Aquino) para convertirnos en testigos de la verdad (santo Tomás Moro). Por tanto, solo puede alcanzar significado si la persona encuentra un propósito mayor o un sentido de misión (Viktor Frankl).

Es fácil ver todo esto desde la distancia, pero a mí hay piezas que siguen sin encajarme. Es demasiado el dolor que siento por tu enfermedad para poder admitir su trascendencia, por lo que seguí dando vueltas al tema y un día, observándote, entendí que confundimos sufrir con padecer. Sufrimos porque anticipamos problemas, que en la mayoría de los casos no ocurrirán: el miedo al futuro, a una enfermedad, a perder un ser querido... Tú, en cambio, no tienes este mal porque no anticipas ni lo bueno ni lo malo, pero sí padeces los dolores propios de tu enfermedad.

Quizá esta pequeña diferenciación, entre sufrir y padecer, hace que todo lo anterior cobre algo de sentido: el primero no deja de retarnos, obligándonos a subir de nivel, porque proviene de la ignorancia y lo desencadena el amor que sentimos hacia los seres queridos y solo a través del amor podemos combatirlo. Sobre el segundo aún tendrán que convencerme.

Viendo cómo estas familias que te mencionaba al principio han afrontado todas las penurias que les han llegado —con esa fortaleza, tranquilidad y trascendencia—, me doy cuenta de que aún me queda mucho por entender. He de reconocerte que siento admiración por esa entereza que muestran y que yo no acabo de alcanzar, a pesar de llevar dieciséis años conviviendo con tu enfermedad. Pero, lejos de desanimarme, seguiré esforzándome con la esperanza de que, algún día, pueda alcanzar la serenidad en mi corazón.

Te quiero,

Papá

El valor de tu vida

11 de septiembre de 2024

Querido Alvarete:

Esta mañana, al llegar a la oficina, después de una reunión que he tenido fuera, llamo a tu madre para saber cómo van las cosas por casa. Aparentemente, todo está en orden y tu madre aprovecha la llamada para insistirme en que me vaya a hacer deporte esta tarde, y así me desfogo un poco. En ese momento, se oye a tu hermana mediana pegando un grito de auxilio. Tu madre suelta el teléfono y grita: «¡Alvarete, ¿qué te pasa?! ¡Reacciona!». Luego se oye a lo lejos una voz de emergencia preguntando si hay algún problema. Entremedias, escucho los lloros de mi hija y de mi mujer...

Mientras tanto, no sé cómo reaccionar. Al principio, pego gritos al teléfono preguntando qué pasa. Cuando soy consciente de que el problema es contigo, empiezo a decir: «¡Intentad salvarlo, no dejéis que se vaya!». Instintivamente, me subo al coche y me dirijo hacia casa. Estoy bloqueado; no sé si debería colgar el teléfono y llamar a una ambulancia, o hacer una llamada al grupo de la familia para que algún hermano que viva cerca vaya corriendo a casa…

Por fin, coge el teléfono tu hermana y me dice que ya estás bien, que te has atragantado con un caramelo, pero que finalmente has logrado expulsarlo. Se pone tu madre y los dos nos quedamos llorando, por una mezcla de alegría y desahogo a causa de la experiencia vivida.

Han pasado casi doce horas y aún no me he recuperado del susto. Me he pasado todo el día con la mente noqueada. Me pregunto cuántas veces más tendremos que esquivar tu muerte. Ya van varias veces que he sentido que te perdía, y cada una de ellas ha dejado una marca imborrable en mi corazón.

Hoy tengo clarísima la meditación del día: me trasladaré a ese preciso instante e intentaré aprender de lo ocurrido. Muchísimas enseñanzas brotan de este momento. La primera, y más importante, es que me recuerda una vez más el valor de tu vida. Es uno de mis objetivos vitales y de los motivos por los que escribo estas cartas, para que la gente valore tu vida, al menos como yo la valoro. Mientras creía que te había perdido, se me han olvidado todas las malas experiencias que hemos pasado, como este fin de semana, que has tenido tan complicado. No me he acordado de mis ganas de descanso o de viajar. Solo he pensado en que quería abrazarte, al menos una vez más.

El resto del día he estado agotado por el estrés de esos cinco minutos de locura, pero he rebosado felicidad. Me ha dado igual la faena que me habías hecho hace unos días o que yo haya perdido el iPad con el follón… Solo he estado pensando en que iba a poder abrazarte de nuevo, y en que esta noche había que celebrarlo con tus hermanas y tu madre. Y ahí está la segunda enseñanza: hay que valorar las cosas en su justa medida.

La tercera lección es la fragilidad de la vida: hoy estamos aquí y debemos aprovecharlo, no podemos dejar pasar la oportunidad de disfrutar con nuestros seres queridos. He recordado ahora que este verano aún no te he subido a la montaña, con lo que te gusta, y he temido que ya no tendría la posibilidad de hacerlo. No lo había hecho hasta ahora por cansancio, por pereza, porque aún queda mucho verano por delante..., pero ninguna de esas excusas me habría servido si te hubieras ido, igual que no me sirvieron cuando aquel miércoles no fui a comer con mi abuela, como solía hacer cada semana, y nunca más pude volver a hacerlo.

Más allá de estas pequeñas lecciones, también me he percatado de lo «duro» que es para tus hermanas vivir a tu lado. Lo mucho que tienen que sufrir por culpa de este tipo de experiencias tan agónicas. Hoy ha sido un atragantamiento, que desgraciadamente le puede pasar a cualquiera, pero tú bien sabes a qué me refiero. A la vez, el fruto que obtienen de vivir a tu lado es incalculable.

Mis hijas, tus hermanas, se han convertido en personas extraordinarias. Prueba de ello es cómo tu hermana es capaz de darse cuenta de tu problema (estabas en ese momento solo y te estabas apagando sin decir nada), avisar a tu madre y llamar a emergencias sin que nadie se lo dijera, para posteriormente volver a ayudar con la maniobra para liberarte, Y luego, pensando que yo lo estaría pasando mal, coger el teléfono para tranquilizarme.

A pesar de que no tengo la vida que soñaba —¿quién la tiene?—, doy muchas gracias a Dios por tener muchas cosas maravillosas: una de ellas eres tú, y también están tu madre y tus hermanas. Puede, seguro, que no sea la persona más exitosa, ni el más guapo ni simpático, y me faltan amigos, pero no cambiaría mi vida por ninguna otra porque en esas otras vidas no estáis vosotros a mi lado, mi familia.

Te quiero,

PAPÁ

El arte de volver a empezar

9 de diciembre de 2024

Querido Alvarete:

Recuerdo perfectamente el día que escuchamos por primera vez el diagnóstico que cambiaría nuestra existencia: «esclerosis tuberosa», palabras aterradoras que en ese momento no entendíamos, pero que llenaron de incertidumbre nuestro futuro. Todos los sueños que teníamos para ti se desmoronaron de un plumazo, como si fueran un castillo de arena al que una ola inesperada desmorona sin piedad.

En esos momentos de confusión y miedo se empieza a afianzar una sensación de pérdida difícil de parar. Pérdida de las expectativas, del control y, de algún modo, de la confianza en el futuro que se convierte en incierto. Sin embargo, lo que no sabíamos entonces es que el mañana no solo llegaría, sino que nos ofrecería nuevas oportunidades para reconstruirnos.

De eso precisamente es de lo que me gustaría hablarte

hoy: del arte de volver a empezar. Algo que todos, más tarde o más temprano, nos veremos obligados a afrontar, pues es parte de la vida.

Aprender a empezar de nuevo no significa olvidar el dolor ni negar las dificultades de la nueva situación, sino aceptarlas como parte de un proceso inevitable. Actuando como un río que encuentra piedras en su camino: no se detiene, simplemente fluye alrededor, buscando nuevas formas de avanzar.

Volver a empezar también implica aceptar que algunas metas inevitablemente se transforman. Recuerdo las veces que soñé contigo jugando al fútbol con tus primos. Era una imagen tan clara en mi mente que, cuando llegó el diagnóstico, sentí que me habían arrancado ese sueño de golpe. Con el tiempo mis sueños se fueron adaptando a la nueva realidad. Tus sonrisas, tus besos- mordiscos o tus abrazos ocupan ahora esos espacios en mi mente. Mentiría si dijera que ha dejado de doler, pero también lo haría si dijera que no me ilusionan igualmente. He aprendido que no se trata de aferrarse a lo que imaginábamos, sino de abrir los ojos a la realidad y abrazarla con entusiasmo.

Muchas veces, cuando enfrentamos un retroceso, tendemos a verlo como un fracaso. Todos tememos, de una u otra manera, volver a empezar. Pero tú tienes que comenzar de nuevo cada día, aprendiendo qué puedes y qué no puedes hacer, qué te hace bien y qué te hace mal. En lugar de verlo como algo malo, afrontas cada día como un nuevo comienzo y dejas que las cosas buenas de la vida te sorprendan nuevamente. ¿Cuántas veces te has levantado después de una caída? ¿Cuántas has sonreído después de un sinfín de pruebas médicas? ¿O cuántas me has abrazado después de un duro día?

Tú no te rindes, aunque las circunstancias sean adversas. ¿Cómo podría hacerlo yo?

Es curioso cómo en los momentos más oscuros siempre hemos encontrado destellos de luz que nos guían. Recuerdo los largos ingresos en la Unidad de Neurología de Grenoble; estábamos en un módulo de adultos donde había mucha gente ingresada que no eran dueños de sus actos y no eran pocos los días que en mitad de la noche algún compañero de planta nos sobresaltaba entrando en el cuarto. A mí la situación me tensaba, estaba agotado física y mentalmente, y aquellos sustos no hacían más que mermarme a nivel emocional. No era solo la interrupción del ya de por sí maltrecho sueño, era mucho más: era ver lo que podía ser tu futuro entrando de golpe por la puerta de la habitación. Aún hoy lo recuerdo con horror, pero en esos momentos de oscuridad tú te reías, parecía que, lejos de incomodarte, te hacían gracia aquellas interrupciones. Seguramente tú veías mucho más en ellos de lo que yo veía con mi limitada mirada. Aquella sonrisa, aquellas carcajadas hacían que me olvidara de dónde estábamos y me trasladara a un lugar donde solo importaba el ahora.

Por la mañana llegaba tu madre y yo me iba a por los cafés con *croissants*. ¡Cómo los disfrutaba! Recordándome que, por fuerte que fuera la tormenta, siempre había un nuevo amanecer esperándonos para volver a empezar donde el pasado ya era solo pasado.

Cada vez que la vida nos ha retado, hemos tenido la suerte de contar con el apoyo de personas maravillosas a nuestro lado, como los médicos, los amigos o los familiares que no han dejado de darnos fuerzas para seguir adelante a través de su cariño. Mostrándonos, además, que, aunque el camino sea nuestro, no tenemos ni debemos recorrerlo solos. Volver a empezar, Alvarete, también es un acto de humildad: reconocer que necesitamos ayuda y aceptarla con gratitud.

También he comprendido que el arte de volver a empezar requiere tiempo. No es un acto instantáneo, ni una decisión que se tome o se acepte de un día para otro. Es un proceso lento y doloroso. Cada caída nos enseña algo nuevo, cada pausa nos da el espacio para respirar y reflexionar. Y en cada pequeño paso hacia delante que damos encontramos la fortaleza para seguir caminando.

La vida no es lineal, Alvarete. No se trata de seguir un camino recto hacia un destino predeterminado, sino de adaptarnos a los giros inesperados y de aprender a valorar las sorpresas que nos depara. No puedo prometerte que no habrá más desafíos en nuestro camino, pero sí puedo asegurarte que, juntos, encontraremos la manera de superarlos. Porque tú, con tus abrazos y con tus caricias, me has demostrado que siempre hay un nuevo comienzo esperándonos.

Las palabras no son suficientes para expresar todo lo que siento al verte. Pero, si hay algo que quiero que sepas, hijo mío, es que tu capacidad para empezar de nuevo, para afrontar cada día con una sonrisa, me inspira a ser mejor padre, mejor marido y mejor persona. Tú eres la razón por la que sigo adelante, incluso cuando todo parece perdido. Y por eso, cada día que amanece, me recuerdo a mí mismo que el arte de volver a empezar no es solo una habilidad, sino un privilegio por el que doy gracias a Dios.

Así que aquí estamos, listos para afrontar el futuro con esperanza, para celebrar cada pequeño triunfo y para aprender de los tropiezos. Porque la vida, con todas sus dificultades, sigue siendo un regalo. Y mientras tengamos la oportunidad de comenzar de nuevo, siempre habrá esperanza.

Te quiero,

Papá

Luz en la oscuridad

22 de diciembre de 2016

Querido Alvarete:

A veces cuando la vida me supera, siento que estoy mirando desde el borde de un precipicio. Miro hacia abajo y el vértigo invade todo mi ser. Parece que no existe más posibilidad que la de caer al vacío, pero no es así en realidad: hay un mundo lleno de posibilidades a nuestro alrededor, basta con girar la cabeza para darnos cuenta de que están ahí, esperándonos.

Muchas veces me pregunto cuánto vale tu vida o la de tantos otros niños con una enfermedad como la tuya. ¿Por qué merece la pena todo el esfuerzo que hacemos los padres para alargar y mejorar vuestras vidas? A todos esos padres y niños quiero dedicarles esta carta, pero, en especial, te la dedico a ti, mi inspiración. Porque esta no es solo tu historia: es también la de todos los campeones que hay en el mundo.

Alvarete, me olvidaré de Dios y de la religión porque muchas personas tienden a darle una visión sobrenatural a la vida de los enfermos y justifican todo en una vida futura. No digo que no esté de acuerdo con esta visión; soy creyente y estoy convencido de que Dios siempre está ahí, pero creo que a veces nos olvidamos de algo fundamental: el valor que tienen los enfermos en esta vida, aquí y ahora, independientemente de nuestras creencias o de lo que haya después.

Si lo miras desde un punto de vista egoísta, tu enfermedad te convierte en un ejemplo para muchos. Los ayudas a ser conscientes de lo que realmente importa en la vida, a no quejarse por tonterías y a distinguir lo que es importante de lo que no lo es. En definitiva, nos enseñas a madurar antes de tiempo y lo haces sin darte cuenta.

Además, Alvarete, con tu manera de afrontar el dolor y de llevar tus momentos más duros, nos das lecciones de vida constantes. Por ejemplo, esta noche. Me desperté de madrugada, abrí los ojos y te vi tumbado en la cama de al lado. Estabas encogido, con las rodillas pegadas al pecho y las manitas, desmadejadas, sobre la cama. Me mirabas con los ojos caídos y cansados, pero no decías nada. Te sonreí y me tocaste la cara con ternura. Entonces me percaté de que estabas ardiendo: tenías 39,5 grados de fiebre. Aun así, ahí estabas, tumbado junto a mí, dejando que yo durmiera. ¡Cuánto tengo que aprender de ti! Seguro que cuando llegue al trabajo, no podré resistirme y me quejaré de no haber dormido.

Nunca olvidaré las cinco veces que tuve que despedirme de ti en el pasillo del quirófano antes de esas operaciones interminables. Esos pasillos se me hicieron larguísimos, como si no tuvieran fin. Me sentía mareado y solo podía ver tu carita tumbado en la camilla, agarrándome la mano con tu Spider-Man y sonriéndome, mientras la anestesista nos daba todo tipo de explicaciones. Después te llevaban hacia un lado del pasillo, y a mamá y a mí hacia el otro.

En ocasiones, cuando estoy agotado, me tumbo en el suelo de casa con la mirada perdida, pensando en todos los problemas que arrastro… ¡Plaf! Te lanzas sobre mí riendo con esa risa entrecortada tan tuya y me das un beso-mordisco en mitad de la calva. Me sacas de mis pensamientos y me devuelves a lo importante, a la vida.

Tu vida, hijo, también vale por lo que disfrutas. Lo veo cada vez que vuelves de un hospital después de una de tus largas estancias en él. Lo primero que haces es tirarte en tu cama, empezar a sonreír y mirar a tu alrededor como diciendo: «Por fin estoy en casa». O cuando te subes a un columpio y puedes pasarte media hora olvidándote del mundo. O cuando nadas y tu cara se ilumina, como si todo lo malo desapareciera. Qué decir de lo feliz que eres cuando comes…

Que padeces y tienes problemas es evidente, pero que disfrutas de la vida en esos pequeños momentos no me cabe duda. Nosotros, en cambio, sacrificamos horas para disfrutar minutos, como cuando preparamos la comida del domingo. Y no por ello dejamos de hacerlo. ¿Cuántos pueden decir que hoy han tenido cinco minutos de felicidad plena y despreocupada? Yo sé que tú sí puedes.

Sé que algunos pueden pensar que banalizo tus problemas o que no son tantos como los hago parecer. Nada más lejos de la realidad. Tú también lloras y te enfadas, igual que lo hacemos todos, pero tienes un superpoder: sabes cuándo ponerte el traje de Spider-Man y ser nuestro héroe. Sabes cuándo hacernos reír, cuándo necesitamos un abrazo y cuándo ser valiente. Lo sabes de manera innata, lo llevas dentro.

Recuerdo aquella tormenta que nos pilló a tu abuelo y a

mí en mitad del mar. Yo tenía unos diez años y estaba asustado, aunque tu abuelo lo disimulaba bastante bien (salvo por sus pelos, que estaban de punta por la electricidad de la atmósfera). La barca se movía como si estuviéramos en una atracción de feria, pero cuando enfilamos hacia el malecón para entrar al puerto, la tormenta amainó. Entre las nubes se abrió un hueco y salió el sol, creando una cortina dorada entre la lluvia que nos guio hasta el final. Así te veo a ti, Alvarete: como ese rayo de sol que atraviesa la tormenta para darnos fuerza y guiarnos en medio del caos.

Te quiero,

Papá

La incertidumbre como compañera de viaje

27 de diciembre de 2024

Querido Alvarete:

Hoy he visto un vídeo de la función de Navidad de tu colegio. Al principio se te notaba algo perdido, confuso por la situación, pero al final empezaste a mover la cabeza al ritmo de la música. Es curioso, pero cuando te veo en vídeos, me parece que estás más afectado de lo que en realidad estás.

Pensar que ya tienes casi dieciocho años y sigues participando en la función del colegio como si estuvieras en Infantil… Este año no he ido. Primero, porque tenía la comida de Navidad de la fundación, y segundo, porque me invade la melancolía. Verte hecho todo un tiarrón y, a la vez, tan pequeño, me duele en lo más profundo. Quizá porque aún no he asimilado completamente la situación, ni creo que nunca llegue a hacerlo.

Valoro mucho en lo que te has convertido. Estoy muy orgulloso de ti. Hay gente que pensará que te limitas a sobrevivir, que no tienes control sobre ti mismo y que, por tanto, no tienes ningún mérito sobre tus pequeños logros, pero yo sé que eso no es verdad. Lo veo en tu mirada, con la que me hablas transmitiéndome tus sentimientos: amor, miedo, enfado, alegría… de una forma que llega al corazón. Conozco tus esfuerzos porque los he sentido.

Ahora estás con muchos dolores. Desconocemos de dónde provienen, pero sabemos que están ahí por cómo te retuerces en determinados momentos del día. Ver la cara que se te pone y cómo te encoges me hace sufrir al no saber bien cómo actuar. Cuando el dolor pasa o se reduce, intentas estar bien, sonreír y seguir como si tal cosa. Sé que haces un esfuerzo por actuar de esa manera porque, de nuevo, veo en tus ojos ese cansancio fruto de tus dolores, aunque tu sonrisa parece contradecirlo. Esto demuestra que haces un sacrificio por aparentar estar bien.

Hoy he ido al hospital a dejar los resultados de tus últimas resonancias. Los quistes de los riñones han crecido mucho en el último semestre y la ecografía empieza a mostrar un cambio en el color de estos órganos, lo que puede ser un signo de un aceleramiento de la enfermedad renal. ¿Quién sabe? Al menos los médicos son muy prudentes y nos dicen que puede que sí o puede que no…

Tampoco saben decirnos el origen de los dolores. Nos preguntan dónde te duele, con qué intensidad, y no somos capaces de contestar porque lo desconocemos. Entonces, nos preguntan si estamos seguros de que te duele algo. ¿Cómo explicarles que lo sabemos por cómo nos miras, pero que no podemos saber el origen ni la intensidad?

Poca solución nos ofrecen más allá de darte medicación preventiva o hacer un nuevo análisis. ¿Y si lo que tienes es un hueso roto o dolor de estómago? En fin, no nos queda otra que asumir que no podemos controlar tu dolor y, mucho menos, curarlo.

Más allá del dolor y de cómo te enfrentas a él, está la incertidumbre de qué pasará con la evolución de tu enfermedad. ¿Cómo podemos vivir con este nivel de desconocimiento? Recuerdo cómo hace años una doctora nos dijo que apostaría porque tus riñones no aguantarían el estirón que ibas a dar. Nos lo puso tan negro que estuve a punto de pedirme una excedencia del trabajo para pasar más tiempo contigo. Si no llega a ser porque económicamente no nos lo podíamos permitir, lo habría hecho. A la postre, creciste y tus riñones no se inmutaron.

La incertidumbre siempre ha sido una compañera constante en nuestras vidas. Silenciosa, pero presente. Aprender a convivir con ella ha sido, sin duda, uno de los retos más difíciles a los que tu madre y yo nos hemos tenido que enfrentar desde que enfermaste.

Tu enfermedad nunca ha dejado de avanzar, aunque a veces se esconda detrás de una aparente calma. Me recuerda cada día que la vida no nos da garantías, pero ni a ti ni a nadie. ¿Quién le iba a decir a tu abuela, a la que le asustaba tanto que llegara el momento de tener que despedirte, que se iría antes de este mundo que tú? Quizá su único consuelo fue irse ella antes y no tener que sufrir con tus momentos finales, que la tenían aterrada.

La incertidumbre no solo se refiere al futuro lejano. También está en los pequeños momentos del día a día. En cada llamada del médico, en cada resultado de una resonancia, en cada cita donde esperamos que alguien, de una vez por todas, nos diga a qué atenernos.

Pero la incertidumbre nos ha enseñado a valorar el presente como nunca antes lo habíamos hecho, encontrando la belleza en el día a día. Dejando de mirar solo hacia el futuro para disfrutar del camino mientras lo recorremos. Además, hemos aprendido a esperar que ocurran cosas buenas, pensando en positivo, porque la vida nos ha demostrado que da más que quita.

La incertidumbre seguirá acompañándome, pero de diferente manera, ya que también me ha enseñado a mirar la vida con otra perspectiva. No por lo que podría ser, sino por lo que es, y es maravillosa porque te tengo a ti y a tus hermanas a mi lado.

Gracias, Alvarete, por enseñarme que, aunque no tengamos certezas de todo, sí tenemos amor. Y mientras lo tengamos, la vida merecerá la pena.

Te quiero,

Papá

El perdón

3 de febrero de 2025

Querido Alvarete:

El otro día reflexionaba sobre la maldad que pueden llegar a mostrar algunas personas, esa capacidad que tienen de hacer daño sin que parezca afectarlas. Es como si su conciencia no les pesara, como si pudieran dormir tranquilas a pesar del dolor que causan. Recordaba ciertos comportamientos de alguien que consideré un amigo cercano y no lograba entender qué los motivaba. Ese recuerdo me hacía daño, porque despertaba en mí sentimientos de rencor y odio que no podía controlar.

Aunque alguien me dijo una vez que no podemos caerle bien a todo el mundo, me cuesta aceptar esa realidad o, al menos, la idea de no poder evitar caerles mal a algunas personas. Por eso, siempre siento la necesidad de entender el porqué de las cosas, de encontrar un sentido incluso a los actos más inexplicables. No sé bien ni cómo ni por qué, pero llegué a la conclusión de que, cuando juzgamos esas acciones desde una perspectiva más compasiva —como la que podría tener un padre hacia sus hijos—, algo cambia. No digo que todos los actos sean justificables o comprensibles, pero al mirarlos desde esa óptica, todo adquiere otra dimensión. A mí, personalmente, me ha ayudado a liberar mi corazón del peso del rencor y a encontrar la paz para poder dormir tranquilo.

Es curioso cómo el rencor puede afectarte a nivel emocional, cómo drena tu energía hasta llevarte a la extenuación. Ocupa tu cabeza de manera constante con pensamientos que no te hacen bien, que no te dejan descansar. Se convierte en una enfermedad en sí mismo: una obsesión que te persigue desde que te levantas hasta que te acuestas, como si llevaras un ancla atada a la cintura, al alma, que te impide vivir con plenitud. Es un lastre que no solo te agota, sino que también te desvía de lo realmente importante, de las cosas que te hacen feliz.

Cuando eres padre de un niño con discapacidad como tú, estas emociones se intensifican, tanto para bien como para mal. Valoras muchísimo más a las personas que se portan bien contigo, pero también te vuelves más sensible al dolor que generan quienes actúan de forma hiriente. Esa sensibilidad amplificada puede hacer que te obsesiones más con ciertos temas o heridas, pero también te ofrece una oportunidad única: la de superar estos momentos gracias a una perspectiva más clara sobre lo que de verdad importa en la vida.

Con el tiempo, me he dado cuenta de que ese rencor, ya fuera hacia las personas o hacia la vida misma, era como un veneno que no solo bebía yo, sino que también intoxicaba a mi entorno más cercano. Alvarete, me has enseñado algo que nunca imaginé: la importancia de vivir el momento sin arrastrar el peso del pasado. Cuando te veo sonreír, sin preocuparte por lo que no puedes controlar, me pregunto cómo nosotros, los adultos, complicamos tanto las cosas. La vida nos pone retos que parecen insuperables, como tu enfermedad, pero si algo he aprendido de ella, es que no podemos dejarnos consumir por lo que no tiene solución, sino que tenemos que enfocarnos en lo que sí podemos cambiar: nuestra forma de afrontarlo.

Pero no consiste únicamente en dejar el rencor atrás. No basta con guardarlo en un cajón y olvidarlo, como si nunca hubiera existido. Eso sería solo un parche, una solución superficial que no libera el corazón del peso que lleva dentro. Para poder encontrar verdadera paz en medio de la tormenta, es necesario aprender a perdonar y hacerlo de corazón, con sinceridad y profundidad.

Muchas veces, las cosas que me obsesionan o me molestan parecen más grandes de lo que son. Sin embargo, al reflexionar, me percato de que lo que realmente me machaca es tu enfermedad. Y como no puedo luchar directamente contra ella, termino luchando contra otras injusticias, viendo en ellas su reflejo. Esa rabia, ese rencor desplazado, no hace más que desgastarme. Por eso he entendido que debo perdonar esas otras cosas para poder pasar página, no almacenarlas ni pretender que no existen. No se trata de justificar las malas acciones o el daño que nos hacen. Lo que quiero es que ese daño no siga extendiéndose, que no nos controle más allá de lo que ya lo ha hecho. No podemos permitir que crezca y se infiltre en todos los rincones de nuestra vida. Por eso, no basta con olvidarlo; es necesario perdonarlo.

En momentos de debilidad, es normal sentir rabia o frustración ante las limitaciones que tu enfermedad ha impuesto en nuestras vidas: nos ha obligado a apartar ciertos sueños, a renunciar a una vida «normalizada» y, a veces, nos hace sentir como si viviéramos en una celda invisible.

Tenemos que reconciliarnos con estas circunstancias, aceptarlas como una parte inevitable de la vida. No es fácil, pero hay que entender que estas dificultades, aunque duras, pueden convertirse en motivos para crecer. Porque, al final, todos tenemos nuestra porción de «miseria» en la vida. Algunos cargan con más, otros con menos, pero no es eso lo que nos define. Lo que en realidad nos define es cómo afrontamos esas adversidades, cómo actuamos ante los desafíos.

Para disfrutar de la vida, para aprovechar cada instante, hay que abrazarla tal como es, con todas sus imperfecciones y dificultades. Y para poder abrazarla de verdad, primero hay que perdonarla. Perdonar lo que nos quita, lo que nos exige, lo que nos hace sentir impotentes. Solo entonces podemos liberarnos de la carga y encontrar en cada momento un motivo para seguir adelante.

¿Qué nos llevará a otro nivel? Puede parecer complicado, incluso imposible, mirar con compasión a alguien que nos hace daño, a alguien que quizá incluso nos odia. Pero, si hemos sido capaces de mirar al «monstruo» de tu enfermedad con esa misma compasión, dejando de verla como un enemigo para aceptarla como la realidad que es, entonces podemos aprender de ella y fortalecernos para enfrentar cualquier otra adversidad.

El mejor ejemplo de esto es tu propia vida. El mejor ejemplo eres tú. Nadie demuestra mejor esa capacidad de compasión, esa mirada fraternal hacia la vida, esa capacidad de perdonar lo que te ha hecho. Basta con verte sonreír, disfrutar de cada instante, sin rencor, sin frustraciones, sin envidias. Tú, con todo a lo que debes hacer frente cada día, eres el ejemplo más claro de que, si tú puedes, todos deberíamos poder.

La fuerza para perdonar y avanzar no proviene de un lugar inalcanzable, sino de lo más humano que llevamos dentro. Como siempre digo: la fuerza de todo reside en el amor, y sin amor nada se puede. Al final, el verdadero desafío no es solo superar los momentos difíciles, sino también aprender de ellos y transformarlos en un motivo para seguir adelante.

Te quiero,

PAPÁ

Apoyo familiar

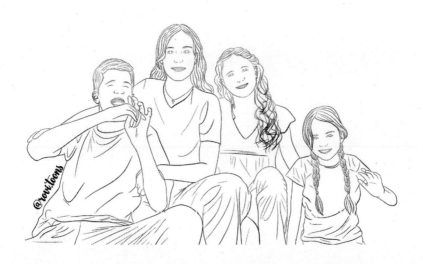

Somos celosos de nuestros problemas, pero hay que pedir ayuda

4 de junio de 2023

Querido Alvarete:

El otro día leía que en un yacimiento arqueológico habían encontrado a una madre abrazada a su hijo con discapacidad, protegiéndolo de lo que fuese que los amenazara. Hace miles de años los humanos ya nos protegíamos los unos a los otros, el sentimiento de familia y amistad ya estaba arraigado. Los derechos humanos no estarían puestos en papel, pero las buenas personas ya los aplicaban y luchaban por ellos sin la necesidad de ser recompensados.

Hoy tenemos más derechos que nunca, pero quizá hemos olvidado la esencia y el motivo del porqué de estos derechos. Primar el derecho individual sobre el colectivo y confundir derecho con comodidad es lo que puede condenarnos. Tu vida, y la de tantos otros, es un derecho no solamente legal sino, aún más importante, natural, y mi comodidad no debería ser más que un hándicap que superar.

Hace unas semanas te fuiste de campamento con la Fundación Ava, lo que nos permitió al resto de la familia experimentar lo que entienden otros por un fin de semana «normal».

Por primera vez, pudimos ir juntos tu madre y yo a ver el partido de voleibol de una de tus hermanas; dejamos las ventanas abiertas de par en par sin miedo a que te tiraras por ellas; nos levantamos tarde y sin las prisas que genera tu atención al despertar. Además, fuimos a cenar fuera, descubrimos que las cadenas de comida rápida no son tan rápidas los sábados, y vimos en el cine a mi amigo de la infancia, Mario. Tu hermana pequeña quitó el reposabrazos que había entre su asiento y el mío, y no paró de abrazarme y de mirarme durante toda la película, como si yo nunca hubiera estado tan disponible para ella, lo que me llevó a pensar que quizá no estoy haciendo las cosas del todo bien.

La verdad es que fue un fin de semana en el que desconectamos mucho mentalmente, no tanto físicamente, al no haber parado de hacer cosas, como si nunca hubiéramos salido de casa. Todos disfrutamos mucho, pero cuando estábamos paseando al lado de donde haces «atletismo» con la fundación, una de tus hermanas me miró y me dijo que no podía parar de pensar en ti y que te echaba mucho de menos. Esos días nos sirvieron para desconectar y descansar, pero también para darnos cuenta de lo mucho que dependemos de ti y de tu sonrisa. Espero tenerlo presente cada vez que vaya a quejarme.

Ese fin de semana tuvo lugar gracias a la entrega de gente maravillosa. Gente dispuesta a ayudar y a entregarse por los demás. Tanta generosidad puede llegar a sorprender o incluso a generar rechazo, pero al experimentar lo que se siente al ayudar, se comprende que los principales beneficiados son los que ayudan. Nos avergüenza pedir ayuda, nos incomoda; creemos que nos debilita y, por tanto, rechazamos las manos tendidas de los que nos quieren. Somos tan celosos de nuestros problemas que los enquistamos interiormente, convirtiéndolos en una carga insoportable. No pedimos ayuda, pero no paramos de quejarnos, lo cual debería descalificarnos.

Una de las cosas por las que más pido es que algún día tengas un «amigo» fuera de tus grandes compañeros de colegio. Tienes mucha gente que te quiere y que se preocupa por ti, pero me da la sensación de que falta algo; cuando te veo «jugando» solo con tu pelota en el suelo se me rompe el alma. Recuerdo cuando ibas a la clase TGD (centros de escolarización preferente para alumnos con trastornos generalizados del desarrollo), y en tu clase ordinaria de referencia estaba Sara, que no te veía como un niño enfermo. Tampoco te veía como uno más, te veía como su amigo Alvarete. Te invitaba a su casa y jugaba contigo, a pesar de tus dificultades, y aún años después, desde Alemania, seguía acordándose de ti.

Puede parecer una utopía, pero me encantaría que algunos de aquellos que te ayudan no lo hicieran por compasión, cariño o incluso amor, sino que lo hicieran por amistad. De esta manera, su relación contigo crecería, sería algo más que un trabajo o voluntariado y, solo entonces, entenderían que la amistad no requiere reciprocidad y, al hacerlo, recibirían de ti mucho más de lo que te dan.

Debemos aprender a escuchar las peticiones de la gente que amamos, ya que muchas veces hablan sin hablar y gritan en silencio. Esas sonrisas de ojos cansados o andares de hombros gachos..., qué fácil es darse cuenta de que un ser querido necesita ayuda, pero qué difícil es no autoconvencerse de lo contrario.

Para mí, las madres que conozco son el espejo en el que todos deberíamos mirarnos: por su facilidad de comprensión, su fortaleza al no mirar para otro lado y su capacidad de actuar a pesar del cansancio. Lástima que no sepan alzar la voz pidiendo ayuda o que nuestro egoísmo nos tapone los oídos. Tu madre, incansable, con su ejemplo me transmite más fortaleza que nadie. Nada sería igual sin ella.

Aquella madre que abrazó a su hijo no pudo salvarlo del peligro, pero le dio la fortaleza para afrontarlo. Cuántas madres hoy hacen lo mismo por sus hijos, siendo fuertes por ellos, llorando por dentro y sonriendo por fuera, demostrando al mundo que no hay amor más grande y desinteresado que el de una madre.

Te quiero,

PAPÁ

Entre el deber y el juego

1 de agosto de 2024

Querido Alvarete:

Son las once de la mañana del domingo, llevamos seis horas despiertos y por fin me das un respiro. Te acabas de quedar traspuesto en el sofá; la medicación de la mañana y el cansancio acumulado han hecho mella en ti. Aprovecho para tirarme al suelo, pues en el sofá ya no cabemos los dos, y tratar de quedarme dormido, pero por la ventana se cuelan las risas de los hijos de los vecinos, que sacan provecho del buen tiempo para salir a la calle a jugar.

Por mi cabeza empiezan a pasar todo tipo de pensamientos que me desvelan y no me dejan dormir. Son muchos y variopintos, pero hay uno que me incomoda especialmente: ¿debería incorporarme e ir con tus hermanas a jugar?

La culpa me devora y decido levantarme, pero, mientras estoy haciéndolo, me miras con el rabillo del ojo. Poco te ha durado la siesta matutina. Mi mente vuelve a aclararse y no me queda más remedio que centrarme en ti. Tus hermanas estarán bien jugando con mamá; para algo somos un equipo y nos turnamos. Pero, aun así, me da rabia no poder salir a jugar al mismo tiempo que tu madre; es como si ocupáramos la misma posición en el terreno de juego y no nos pudieran poner a jugar a la vez.

Una de las cosas más difíciles es saber encontrar el equilibrio en el tiempo que dedicas a tus diferentes hijos. Esto se complica todavía más cuando uno de tus hijos requiere cuidados especiales, ya que instintivamente tendemos a centrar nuestros esfuerzos en él, lo que puede hacer que lleguemos a descuidar al resto.

¿Cómo encontrar el equilibrio? Es algo que me he preguntado muchas veces. Mientras lo hago, cargo con el peso de la culpa de no estar dando todo lo que debo a tus hermanas. Hago todo lo posible, pero me sabe a poco. Además, tengo en la cabeza tantos buenos planes que me gustaría hacer en familia y no veo cómo… Ese sentimiento de culpa no hace más que agrandarse.

Recuerdo cómo hace unos años una de tus hermanas me pidió que jugáramos juntos y cómo le contesté que no podía porque tenía que ocuparme de ti. Me miró y me dijo que solo jugaba contigo, que nunca tenía tiempo para jugar con ella. Luego se dio la vuelta y se puso a jugar como si nada hubiera pasado; tenía asumida la respuesta incluso antes de hacer la pregunta.

Al poco, otra de tus hermanas se lanzó a la piscina y se puso a nadar sola, como si fuera toda una experta. Pero apenas tenía dos años. Cuando llegó a la zona más profunda de la piscina, se dio cuenta de que estaba nadando sin ningún tipo de ayuda y se paralizó. Empezó a hundirse y, antes de que fuera demasiado tarde, me tiré con la ropa puesta a auxiliarla. No pasó de un susto y al poco estaba otra vez en el agua, sola y sin ayuda. Al cabo de unos días, al recogerla tu madre del colegio, le dijo: «Sabes, mamá, ya quiero a papá».

Estas dos experiencias, con apenas unos días de diferencia, me hicieron pensar que quizá no estaba siendo el padre que debía ser. Mi entorno me decía lo bien que estaba haciéndolo, pero solo veían mi relación contigo. Me había olvidado de que ser padre implicaba estar disponible para todos. Yo, en cambio, había asumido el rol del bombero que se centra en apagar el incendio, olvidando cómo queda el edificio tras su paso.

Siempre he pensado que la igualdad no es dar a todos lo mismo, sino hacerlo en función de sus necesidades. Por eso pensaba que mi foco debía estar en ti, pero me olvidé de que los demás también tenían necesidades. Es cierto que de otro tipo, pero también requerían de mi tiempo.

Esto me llevó a aprender a buscar momentos para tus hermanas, y creo que lo he conseguido. Para ello, he tenido que tomar decisiones difíciles y asumir algún que otro daño colateral, pero no me arrepiento del camino que tomé. Quizá sí de no haberlo tomado antes.

Sin la ayuda de tu madre y su generosidad no habría sido posible, porque, cuando uno está con tus hermanas, el otro tiene que estar contigo, dado que tú siempre requieres atención.

Los hermanos de personas con discapacidad o enfermos pueden llegar a ser los grandes olvidados. No podemos perder de vista que también requieren atención y cariño, que tienen sus tiempos de maduración y que no debemos saltárnoslos; otra cosa es que hayan de ser más rápidos, pero eso es distinto.

Está claro que tus hermanas han madurado antes, que han aprendido cosas que otras personas quizá nunca vean y que tienen una sensibilidad que es un tesoro. Sin embargo, todas estas virtudes pueden convertirse en piedras pesadas si no somos capaces de manejar sus tiempos y sus emociones, respetando su libertad, y enseñándoles la grandeza del amor y el valor de la vida. Solo así serán capaces de actuar en función del dictado de su corazón y no de la obligación.

He visto hermanos convertirse en esclavos: cómo han perdido sus pasiones y la capacidad de alzar la cabeza para ver que a su alrededor hay un mundo de ilusión, que merece ser soñado y vivido, y únicamente actúan como soldados que cumplen con su obligación sin cuestionar las órdenes.

La vida los ha transformado, sin que lo hayan pedido, en héroes. Y por eso me cuesta tanto escribir esta carta reclamando que les demos la opción de decidir con el corazón y no con la obligación porque, aunque sé que lo que digo es verdad, también sé que en muchos casos la situación familiar y económica lo hacen imposible. Algunos padres cargan no solo con el peso de sacar adelante a su hijo enfermo, sino asimismo con la angustia del futuro cuando ya no estén, tanto por el hijo enfermo como por lo que implicará para sus hermanos. Por eso no deberíamos dejar de avanzar hacia una sociedad donde lo superfluo y artificial no quitara espacio a lo realmente importante. Cada vez construimos puentes más esplendorosos, pero olvidamos a quienes viven en la miseria, bajo su sombra.

Siempre me llamó la atención la parábola del buen pastor, quien lo deja todo para buscar a su oveja perdida. Esta historia no es solo bonita, sino que también es rica en mensajes de redención, perseverancia y misericordia. Sus enseñanzas se aplican no solo en el contexto divino hacia nosotros, sino también en nuestras relaciones diarias como seres humanos. Desafortunadamente, parece que hemos olvidado el sentido de estas palabras e ignorado a aquellos que están perdidos o en necesidad, satisfechos con lo que ya tenemos, aunque no esté del todo completo.

Te quiero,

Papá

La sonrisa como antídoto contra la ignorancia y la adversidad

17 de mayo de 2023

Querido Alvarete:

Cuando eras pequeño, llegaba a casa después de largas jornadas de trabajo, me descalzaba y, antes de que me pudiera agachar a cogerte, ya estabas corriendo por aquel pasillo estrecho. Rápidamente reaccionaba, me tiraba al suelo y empezaba a gatear a trompicones detrás de ti y, cuando por fin te alcanzaba, te reías y me decías: «*Te tero*, papá». En esos instantes todo era perfecto.

Cuando pienso en los ratos juntos, siempre apareces en ellos riéndote, con esa sonrisa contagiosa que tienes. Es curioso, pero así es. Incluso cuando reflexiono sobre situaciones complicadas, como después de tus operaciones, en mi mente siempre estás sonriendo. Recuerdo una vez en Grenoble, después de una de esas cirugías; tenías las vendas a modo de turbante y los ojos tan hinchados que apenas podías abrirlos.

Tu abuelo Rafa estaba sentado a tu lado en la cama, y en un momento dado le pasaste el brazo vendado por el cuello, lo atrajiste a tu pecho y le hincaste los incisivos en la cabeza con una gran sonrisa. Como si fueras tú el que tuviera que darle ánimos a él, y no al revés.

Podrían venirme de muchas maneras los recuerdos, pero, por fortuna, me vienen así. Supongo que es la forma que tiene mi mente de edulcorar la realidad y de protegerme de mis propios recuerdos, envolviéndolos en tu sonrisa. Una sonrisa que sacas a relucir más veces que nadie en este mundo, y que demuestra que hay mucha vida en tu interior; probablemente, distinta de las demás, incluso difícil de comprender para algunos. Pero, al fin y al cabo, pura vida. Eso me lleva a sentir una inmensa pena al ver la indiferencia con la que pueden llegar a tratarte, fruto del miedo y del desconocimiento que genera, como en otras tantas cosas, la ignorancia. Me duele primero por ellos, que son los que más pierden, pero también por ti y por los que te rodeamos, que podemos llegar a sentirnos abandonados por el entorno.

Este sentimiento de abandono podría desembocar en una desesperanza que nos lleve a pensar que nuestra vida es más dura, más injusta y más difícil que la de aquellos que nos ignoran. Pero eso nos llevaría directamente a la nada. Además, objetivamente, no podríamos estar seguros de que fuera cierto. Prueba de ello es que yo no cambiaría mi vida por ninguna de las que conozco.

Sería comprensible, ante estas situaciones, acabar hundiéndose; es muy duro no poder escapar de una realidad que te presiona constantemente y no te deja un momento de descanso. Y no hablo tanto de descanso físico, que también, como del mental, que es el más importante. Es imprescindible tener la capacidad de evadirse de la realidad y de desconectar. Por desgracia, no hay una receta que ayude a todo el mundo.

En mi caso, mi medicina es tu madre. Formamos un equipo que trabaja unido, que se sostiene mutuamente y donde cada integrante se sacrifica por el otro, haciendo por él lo que ni siquiera hace para sí mismo. Como es lógico, tenemos nuestros pequeños roces, pero no son capaces de dejarnos marca porque olvidamos más rápido que peleamos, dado que entendemos que estos no son fruto de nuestros sentimientos sino de nuestro cansancio.

Asimilamos «vivir» con «disfrutar», como si el mero hecho de vivir implicara estar pasándoselo bien todo el rato; un mundo de derechos sin obligaciones. No debería sorprendernos que la tristeza y la depresión sean el mal de las civilizaciones desarrolladas, y que un puñado de niños en mitad de la nada disfruten más detrás de un balón pinchado que los hijos del bienestar con todas sus comodidades. El hoy puede que sea nuestro, pero el mañana está perdido si no cambiamos y asumimos el sacrificio que implica a corto plazo. Hasta para disfrutar de algo tan simple como de una tortilla hay que estar dispuesto a sacrificar un tiempo en ir a por los huevos, batirlos y cocinarlos. ¿Cómo podemos creer que nos espera un futuro brillante si no somos capaces de esforzarnos por él?

Una de mis mayores privaciones llega cada noche, cuando la soledad llama a mi puerta. El enfrentarme a una cama vacía, al dormir separado de tu madre para que uno de los dos pueda cuidarte, hace que me sienta incompleto. Pero luego me doy cuenta de que más bien es todo lo contrario. Esa cama vacía es fruto de un esfuerzo que denota más cariño que todas las caricias juntas.

El camino que empecé a recorrer con tu enfermedad me

ha llevado a conocer a gente extraordinaria que no habría conocido por otros recorridos o, al menos, en tal número. Gente que cambia el mundo, no solo con palabras sino con acciones, y todas ellas con un motor común: el amor por los demás. Sin ir más lejos, el otro día conocí a mi ya amigo Juan Antonio, padre de siete hijos, dos de los cuales con dificultades; estuvimos hablando un buen rato y no le escuché ni una sola queja. Solo transmitía amor y orgullo por sus hijos y su mujer, Cristina. Al terminar la conversación, parecía más preocupado por mí que por sí mismo, y hasta trató de convencerme de que le dejara ocuparse de ti algún fin de semana para que tu madre y yo descansáramos.

Vivo una vida muy intensa, pero muy enriquecedora, que me lleva a conocer y entender realidades muy distintas; a ser buen amigo de gente de la que, en otras circunstancias, me habría apartado por ignorancia. Gente que solo tiene en común el amor infinito, y por eso sé que puedo contar con ellos.

Suena levemente What a Wonderful World *en el salón. Son las diez de la noche, y allí estábamos tú y yo, cansados después de un largo día. Ya no tenemos fuerzas para correr por los pasillos, así que me da por abrazarte fuertemente, levantarte y llevarte de un lado a otro, dibujando en el aire un camino con tus pies, mientras tu boca esbozaba una sonrisa que el brillo de tus ojos ratificaba. Todo es perfecto.*

Te quiero,

Papá

Héroes invisibles

6 de febrero de 2021

Querido Alvarete:

¿Te has parado a pensar si las personas a las que admiras son realmente merecedoras de ese sentimiento? Es curioso cómo, desde pequeños, nos enseñan a saber ganar, pero no a saber perder, ni a asumir las derrotas como parte del proceso natural de la vida. A todos nos explican cómo comportarnos cuando ganamos o tenemos éxito, pero ¿quién nos enseña a comportarnos cuando perdemos? Y, más importante aún, ¿quién nos guía para encajar las pérdidas que, de manera inevitable, forman parte de la vida?

Cuando hablamos de ganar o perder, la gente de inmediato piensa en términos deportivos, pero las verdaderas victorias o derrotas no se juegan en un campo de fútbol, sino en el campo de la vida. Nos pasamos la existencia consiguiendo pequeñas o grandes victorias (trabajo, hijos…) y enfrentándonos a derrotas (desamor, la pérdida de un ser querido…).

En muchas de ellas apenas podemos influir, pero lo que sí podemos hacer es aprender a actuar para que nos afecten del mejor modo posible. Lamentablemente, hijo, nadie nos enseña a vivir, esa es una lección que cada uno debe descubrir por su cuenta.

El pasado 4 de diciembre sufrí una de esas pérdidas que no se pueden evitar: falleció tu abuela Curra, mi suegra, tras una larga enfermedad. Mi relación con ella siempre fue muy movida. Todo empezó en el verano de 2000; yo estaba decidido a llevarme a tu madre de vacaciones con mi familia, pero había un problema: a su madre no le hacía ninguna gracia. Llevábamos solo unos meses saliendo y le parecía prematuro. Finalmente, accedió después de mucha insistencia por parte de la que acabaría siendo mi mujer. Recogí a tu madre en su casa, me despedí de sus padres, agarré su maleta y, cuando estábamos entrando en el ascensor y las puertas se cerraban ante la mirada de tu abuela, solté: «¡Uno a cero!».

Desde aquel día, tu abuela y yo estuvimos «metiéndonos goles» constantemente. Uno de los suyos fue decirnos que no podíamos casarnos porque éramos demasiado jóvenes. Se mantuvo tan firme en su posición que yo ya tenía preparado el disfraz de Elvis para casarme en Las Vegas. Con su muerte me ha metido su último gol, por toda la escuadra, y, lo peor, sin opción de revancha.

Cuando tienes un hijo con discapacidad, como es tu caso, para muchos temas desaparecen los claroscuros, y las relaciones familiares son uno de ellos. Es decir, o te unen más o terminan de separarte. Por fortuna, a nosotros nos ha fortalecido como familia, y tu abuela era parte fundamental de esa unión.

Hijo, su muerte me ha hecho reflexionar sobre la cantidad de personas que pasan sin dejar huella por la vida, aquellas de las que nunca se hablará en la historia, pero que con sus actos de generosidad han cambiado su rumbo. Podría contarte cómo cuidó de tu abuelo durante su larga enfermedad o con qué entereza vivió la suya propia sin querer molestar a nadie. No obstante, lo que más quiero recordar es el amor con el que siempre se ocupó de ti. Ella te trató como si no tuvieras ningún problema, enseñándonos a todos que cada uno de nosotros tiene su propia discapacidad. Durante sus últimas horas de vida recobró la consciencia para despedirse de la persona que, según ella, más la quería en el mundo: tú, Alvarete. Estoy seguro de que, desde el cielo, seguirá cuidando de ti, aunque de una manera diferente.

Ella, sin duda, fue uno de esos héroes silenciosos que van haciendo el bien sin esperar reconocimientos ni alabanzas. Todos tenemos a nuestro alrededor personas dignas de admiración, cuyos actos van mucho más allá de sus obligaciones, que anteponen el bienestar de los demás al suyo propio. ¿Cuántos de nuestros padres y abuelos se han dejado la piel para darnos una vida mejor y, a cambio, solo han recibido nuestras quejas? Cuánto les debemos y qué poco les reconocemos.

Nunca veremos a los jóvenes colgar un retrato de la abuela Mayté o del abuelo Julián; en su lugar tendrán el póster del futbolista o de la actriz de moda, y los enaltecerán por encima de quienes realmente merecen esa admiración. Pero no pierdo la esperanza, hijo. Estoy convencido de que, cuando crezcan, sabrán reconocer los sacrificios de sus mayores. Quizá no cuelguen sus retratos en una pared, pero los llevarán en el

lugar más importante, el corazón, donde yo llevo a tu abuela Curra.
   ¡Empate!

Te quiero,

Papá

Hermanos, aliados en las batallas de la vida

12 de diciembre de 2024

Querido Alvarete:

Tu Grampa no paraba de repetirnos en casa que el hermano ayudado por su hermano es como una ciudad amurallada. Tantas veces nos lo decía que se me quedó grabado de tal manera en el disco duro que me sale automático al oír la palabra «hermano». Estoy convencido de que ninguno de mis hermanos me dejaría tirado y yo no dejaré tirado a ninguno de ellos, a pesar de las diferencias que podamos tener.

A tus hermanas no ha hecho falta darles la matraca con la frase de mi padre, ya vienen de serie con esa actitud. Siempre lo he dicho: tu hermana Rocío me salvó de mis tinieblas, y tus hermanas Cristina e Inés acabaron de afianzar mi salvación. No quiero imaginarme lo que habría sido mi vida sin ellas, porque esos meses desde tu diagnóstico hasta el nacimiento de la mayor fueron los peores de mi vida, en gran parte por culpa de mi actitud.

Desde que nacieron, tus hermanas han asumido un rol contigo que no siempre es fácil. Tú eres su hermano mayor y, a pesar de ello, tienen que cuidar de ti, enseñarte y mimarte. Me equivoco al decir «tienen que» porque realmente no es una obligación, o al menos así se lo hemos hecho ver tu madre y yo. Lo hacen porque quieren, porque les surge de lo más profundo de su corazón.

Recuerdo los primeros meses de vida de cada una de ellas, lo frágiles que las veía y el miedo que me daba tu posible reacción ante un nuevo miembro de la familia. Si entenderías lo que significaban para ti, si las tratarías con cariño o si, por el contrario, tendríamos que estar doblemente atentos para evitar tus potenciales reacciones. Nuestros miedos eran totalmente infundados, ya que la conexión con cada una de ellas fue inmediata. Amor del bueno a primera vista. Recuerdo cómo cogías a Rocío en tus brazos, cómo la mirabas y esos besos que le dabas. Con Cristina e Inés fue distinto, ya estabas peor y no podías interactuar con ellas del mismo modo, pero, aun así, te acercabas a su cuna, les sonreías y las mirabas con amor. La conexión entre vosotros siempre ha sido especial.

Ellas, siendo tan pequeñas, no tardaron en darte todo el amor que tenían. No te ven simplemente como su hermano mayor; eres su héroe, alguien a quien miran con admiración y cariño. Siempre están pendientes de ti, observándote con esos grandes ojos llenos de fascinación. Para ellas, que te conocen, cada cosa que haces, por sencilla que parezca, es un logro digno de aplausos. Y en realidad lo es, Alvarete, porque el esfuerzo que pones a diario no puede pasar desapercibido.

A veces me maravilla la forma en que tus hermanas se

adaptan a tus necesidades. Aunque son niñas y el mundo debería girar en torno a sus juegos y aventuras, ellas siempre encuentran la manera de incluirte, de hacerte partícipe de su alegría. He visto cómo Rocío te abrazaba diciéndote al oído lo mucho que te quiere. Me he hinchado de orgullo al observar cómo Cristina te calma y te relaja cuando pierdes los nervios, y he escuchado a Inés contarte historias de aventuras donde el protagonista eres tú.

Pero sé que ser tus hermanas no siempre es fácil. Hay días en los que, como cualquier otra niña, requieren atención exclusiva de sus padres y puede que, en ocasiones, sientan que no les estamos prestando toda la atención que deberíamos. Hay momentos en los que pueden preguntarse por qué las cosas en nuestra familia no son como en la de sus amigas, y es lícito que lo hagan.

Sin embargo, tus hermanas son fuertes, más de lo que muchos podrían imaginar. A pesar de su edad, han aprendido lecciones que un gran número de adultos nunca harán. Han aprendido a tener empatía, porque te miran y entienden que hay cosas que pueden ser difíciles para ti, y lo extrapolan a otras personas y a otras realidades. Han aprendido a tener paciencia, porque saben esperar su turno, conscientes de que las cosas contigo llevan su tiempo... Y, sobre todo, han aprendido el verdadero significado del amor incondicional que no pide nada a cambio, que solo da sin esperar recibir.

Es precioso ver cómo te defienden. Cómo saltan a explicar tu lugar en el mundo, el valor de tu vida y cómo disfrutas de ella. Desearían que estuvieras sano, que pudieras hablar o jugar con ellas, pero entienden que ya tienes demasiados problemas como para que, encima, la gente no te valore. En sus pequeños corazones ya entienden algo que muchas veces a los adultos nos cuesta: que no necesitamos ser iguales para amarnos y aceptarnos.

Alvarete, aunque no seas consciente, tú también estás dejando una huella imborrable en sus vidas. Les das lecciones silenciosas que resonarán en sus corazones para siempre. Están aprendiendo a ser personas más compasivas, más generosas y más fuertes gracias a ti.

Aunque en ocasiones nuestras vidas sean distintas a las de otras familias, es precisamente en esa diferencia donde encontramos una riqueza que pocos tienen la oportunidad de experimentar. Tus hermanas no solo están creciendo físicamente a tu lado, sino que están creciendo como personas con mayúsculas gracias a ti. Te llevan en su corazón en cada paso que dan y siempre lo harán. Y tú, a tu manera, también les estás mostrando el camino, enseñándoles que la vida, con todas sus dificultades, siempre merece ser vivida con amor y esperanza.

Cuando pienso en el futuro, me llena de tranquilidad saber que, como familia, siempre estaremos a tu lado, no por obligación sino por devoción, y eso es muy importante. Porque el amor que compartimos es más fuerte que cualquier desafío al que tengamos que hacer frente.

Alvarete, no podrías haber elegido mejores hermanas. Son tus aliadas en esta vida convulsa que te ha tocado vivir, tus compañeras en los días buenos y en los no tan buenos, y tus defensoras en un mundo que, a veces, no entiende del todo lo especial que eres. Su corazón es gigantesco y está repleto de amor y orgullo por ti.

Te quiero,

PAPÁ

El presente es nuestro

22 de diciembre de 2024

Querido Alvarete:

¿Cuántas veces habré querido cambiar el pasado? Desde que enfermaste, he tenido que tomar muchas decisiones, y no siempre he estado seguro de haber acertado. Me he equivocado en cosas importantes, y mi mente me atormenta con pensamientos sobre cómo podría haber sido la evolución de tu enfermedad si hubiera escogido otros caminos.

Pero lo cierto es que nunca sabré si esas decisiones fueron un error. Nuestra mente juega con nosotros cuando encuentra la oportunidad y lo hace con más intensidad en los momentos de cansancio o melancolía. Es entonces cuando todo parece más gris, los vasos están medio vacíos y el sol brilla con menos fuerza. Sin embargo, he aprendido que estos pensamientos solo aparecen en mis momentos de debilidad. Afortunadamente, esos días son la excepción, porque soy fuerte y optimista. Pero, como todo el mundo, tengo mis momentos.

A veces, desearía tener el superpoder de viajar en el tiempo para cambiar algunas decisiones. No obstante, también me doy cuenta de que, aunque lo hiciera, no podría controlar tu futuro. Solo puedo dar lo mejor de mí para acompañarte en este camino. Creemos que tenemos más control del que realmente tenemos sobre lo que nos ocurre. Si las cosas van bien, pensamos que es fruto de nuestro esfuerzo; si van mal, culpamos a otros o a la mala suerte. Pero el control que creemos tener es, en gran parte, una ilusión.

Me gusta mucho la frase que dice: «Si yo estuviera en sus circunstancias, sería él; y si él estuviera en las mías, sería yo». Nos invita a entender que la vida de cada uno está marcada por sus propias circunstancias, y no podemos culparnos por no haber cambiado lo que estaba fuera de nuestro alcance.

Debemos aceptar lo que nos ocurre y no atormentarnos pensando en qué podríamos haber hecho para evitarlo. ¿Cuánta gente pierde de vista las cosas buenas que tiene delante, atrapada en el arrepentimiento o la insatisfacción? No sirve de nada vivir prisionero de los recuerdos, cargando con una mochila que pesa demasiado.

El pasado tiene una forma peculiar de perseguirnos. Nos susurra al oído: «¿Y si...?». Pero, por mucho que quisiéramos retroceder en el tiempo para reescribir nuestra historia, el pasado no se puede cambiar. Es una lección escrita con tinta imborrable. Y aunque a veces duela, también nos enseña y nos transforma.

Alvarete, el pasado no está ahí para ser modificado, sino para que aprendamos de él. Claro que hay cosas que me gustaría cambiar, pero entiendo que, sin ellas, no sería quien soy hoy. Cada error, cada acierto y cada duda me han hecho el padre que soy. Mi tarea no es centrarme en lo que pasó, sino en lo que está por venir. Cada nuevo día es una oportunidad para hacerlo mejor y para ser el padre que tú y tus hermanas os merecéis.

Por mucho que miremos atrás, el camino por recorrer siempre estará delante de nosotros. Quiero que aprendas esto, Alvarete: no importa cuántas veces miremos hacia atrás, el futuro nos espera. Aunque el pasado a veces nos duela, nos ofrece la oportunidad de crecer y encontrar sentido a todo lo vivido.

El pasado forma parte de nuestra historia, pero no puede definir lo que somos. Lo importante es lo que decidimos ser a partir de ahora, y en eso debemos centrar todo nuestro esfuerzo.

Te quiero,

Papá

Mamá

18 de noviembre de 2024

Querido Alvarete:

Tu primer ingreso en un hospital me marcó de manera profunda por muchos motivos, pero en especial por uno: tu compañero de habitación era un bebé, de apenas unos meses, con hidrocefalia. Tenía más cables conectados a su pequeño cuerpo que tú, y lo más doloroso era que estaba solo, muriéndose sin nadie a su lado. No tenía padres, o si los tenía aún no estaban preparados para afrontar su realidad. La habitación era grande, con dos cunas, pero solo tú tenías compañía. En algún momento, me quedé dormido apoyado en tu cuna y, al despertar, vi cómo Granma, tu abuela, acariciaba y le cantaba suavemente a tu compañero de habitación, Pepe —así lo he bautizado yo para mis adentros—. Gracias a ese golpe del destino que nos llevó al hospital y al gesto de tu abuela, Pepe pudo sentir lo que es el amor antes de despedirse de este mundo. Desde entonces, lo tengo muy presente y siento que, de algún modo, nos acompaña y nos ayuda.

De pequeño tuve problemas de aprendizaje, más o menos importantes, por lo que los expertos cuestionaron ante mi madre mis capacidades para los estudios. Mientras que mis compañeros iban al recreo, yo tenía que hacer clases de refuerzo, y por las tardes, cuando terminaba el colegio, mi madre me llevaba a una logopeda (recuerdo que estaba muy lejos de casa) para ver si era capaz de aprender a pronunciar correctamente.

Granma tuvo que sacrificarse mucho, sobre todo por mí, y no era tarea fácil porque tenía otros siete hijos. Es decir, que no le sobraba el tiempo especialmente, pero lo hizo. Cuando terminé la carrera y se lo comuniqué, se echó a llorar, cosa que no le vi hacer con ninguno de sus otros hijos. Fue entonces cuando entendí por todo lo que había pasado. Luego, cuando terminé el EMBA, ni siquiera parpadeó... Supongo que después de la carrera, el EMBA ya no le pareció gran cosa.

Recuerdo cuando era pequeño y caminaba con Granma. Ella me daba un pequeño golpe en el hombro y me decía: «Mira lo que dicen, que los estudios no se te van a dar bien..., pero tú les vas a demostrar que se equivocan». Era una mezcla perfecta entre desafiarme y animarme que, a decir verdad, terminó surtiendo efecto.

Ahora me doy cuenta de que, de algún modo, la vida estaba preparándome para lo que vendría más adelante con tu enfermedad. Es curioso cómo, cuando miramos nuestras vivencias con perspectiva, todo acaba encajando, como si fueran piezas de un puzle más grande y complejo. Afortunadamente, aunque a veces nos cueste verlo, el amor de nuestra madre siempre ha estado presente en nuestras vidas. No existe fuerza más poderosa ni más constante que la de tu madre, Rocío, y la de tantas otras madres que, como ella, caminan en silencio, cargando el peso de un amor que supera cualquier adversidad.

Nuestro amigo Pablo, aunque con nuestras diferencias, me recuerda a mí de pequeño, y su madre, Elena, a tu Granma. Verla luchar cada día por su hijo y ver cómo este va creciendo y superando los obstáculos que le pone la vida es otro ejemplo donde mirarme para seguir adelante. Tenemos tantos ejemplos a nuestro alrededor de madres extraordinarias que casi habría que quitarles el adjetivo de «extraordinarias» y simplemente decir «madres». Porque, al igual que al militar se le presupone el valor, a las madres se les presupone la excelencia.

Desde que llegaste a nuestras vidas, tu madre ha sido el pilar que sostiene todo, sin importar lo difíciles que se pongan las cosas. La he visto renunciar a su carrera profesional —siendo mucho más lista que yo—, a sus sueños y hasta a su propio descanso (esto hemos de solucionarlo). Lo ha hecho porque entiende, mejor que nadie, que su misión en la vida es estar a tu lado. Y no lo hace por obligación, sino por un amor tan profundo que ni la mayor de las fatigas puede apagar.

Tu madre, mi madre, como tantas otras, no se permiten derrumbarse. A veces, pienso que llevan una capa invisible de fortaleza que las mantiene erguidas cuando el peso de las circunstancias parece insostenible. Pero sé que dentro de esa coraza hay momentos de dolor, de miedo y de cansancio. Sin embargo, cuando sonríen al verte, todo ese dolor parece desvanecerse, porque su amor por ti lo supera todo.

A Granma le descubrieron este verano un tumor maligno en el pulmón. Ha tenido que aguantar que todos sus hijos, con nuestras mejores intenciones, hayamos opinado sobre lo que tenía que hacer (operar o radiar). Mientras tanto, ha pasado el verano como si tal cosa, como es ella, sonriendo y preocupándose por los demás (con tantos nietos siempre hay emociones, y este verano ha tenido especial preocupación por Joaking, el pequeño de la familia, que ha nacido con síndrome de Down y algún que otro problema). Cada noche, en nuestra llamada diaria, lo primero que hace es preguntar por ti. Luego pregunta por tus hermanas, por el trabajo, por la fundación... Y si nota que estoy un poco distraído o más parco en palabras de lo habitual, termina diciendo: «¿Qué te preocupa, Álvaro? ¿En qué te puedo ayudar?». Aún conserva la fuerza de la juventud, aunque su cuerpo ya no la acompañe del todo. Siempre le contesto que no pasa nada y que estoy bien, y luego le pregunto cómo está ella. Su respuesta es siempre la misma: «Muy bien, muy bien», a pesar de llevar dieciocho años con vasculitis (una inflamación de los vasos sanguíneos, que puede afectar a las arterias, venas o capilares) y pasarse el verano con la angustia del tumor. Se operó el 3 de octubre y, gracias a Dios, fue muy bien. La semana posterior a la operación la respuesta era la misma, aunque con un pequeño añadido: «Muy bien, pero un poco cansada».

Hay algo en el amor de las madres que es difícil de explicar. No es solo el cariño del día a día, los cuidados o la paciencia inagotable, sino esa manera de luchar por sus hijos como si nada más importara. Quiero creer que encuentran la fuerza en nosotros, sus hijos: en nuestra sonrisa, en nuestros pequeños logros e, incluso, en nuestra presencia.

Y yo, como padre, tengo tanto que aprender de ellas... De tu madre me inspira su capacidad para seguir adelante a pesar del cansancio y de las noches sin dormir (cuántas veces he pensado que no se levantaría y ahí sigue, incansable). De mi madre me inspira su calma, su alegría y su manera de ver la vida siempre positiva. A veces, me pregunto de dónde sacan toda esa energía para ser tan fuertes por sus hijos. Creo que la respuesta es sencilla: es el amor que nos tienen, ese amor incondicional que solo una madre puede dar, enseñándonos que el amor verdadero no se mide en grandes gestos, sino en la capacidad de estar ahí, día tras día, incluso cuando todo parece ir en contra.

Quiero que nunca lo olvides, Alvarete: tienes una madre y unas abuelas increíbles. Al igual que tantas otras madres que cuidan de sus hijos con o sin discapacidad, ellas han encontrado su fortaleza en ti. Y, aunque este mundo no siempre lo vea, son unas heroínas que luchan cada día con un amor que trasciende cualquier barrera.

Verte en aquella cuna transparente, con las frías barreras metálicas levantadas y la vía saliendo de tu pequeño brazo, era una imagen que me desgarraba. No podía ver más allá de ese momento, convencido de que nuestra vida se convertiría en un inmenso valle de lágrimas. Pero, entonces, tu madre te tomó en sus brazos, te giró con delicadeza hacia ella, te envolvió en un abrazo y te dio un beso suave en la frente. En ese instante, mientras te sonreía y te cantaba el «Ova ovita», algo cambió dentro de mí. Fue como si su amor, su fuerza y su fe me dijeran sin palabras que juntos, pase lo que pase, podríamos superar cualquier cosa.

Te quiero,

PAPÁ

Amor
y relaciones personales

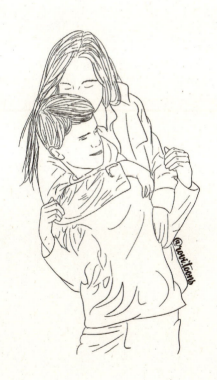

El poder del silencio
y del amor sin artificios

15 de agosto de 2022

Querido Alvarete:

Que tu hijo tenga un reloj con una cuenta atrás en la cabeza, sin duda, marca carácter. Tener que luchar por intentar detener dicha cuenta o, al menos, ralentizarla es una tarea que, inevitablemente, acaba endureciéndote, ya sea para bien o para mal. Esta cuenta se aceleró en el último mes, lo que nos ha obligado a tu madre y a mí a hacer un sobreesfuerzo por intentar normalizarla de nuevo. Por suerte, ya sabemos a qué atenernos, tenemos el plan claro y lo hemos puesto en marcha con rapidez.

La incertidumbre y la indecisión son dos de las peores cosas con las que lidiar. En realidad, aprender a tomar decisiones rápidas y no cuestionarlas, en este entorno, es una gran virtud que te ayuda a seguir adelante. A veces, nos empeñamos en dar tantas vueltas a las cosas que acabamos entrando en una catarsis que nos impide tomar decisiones o estar tranquilos con las tomadas. En mi opinión, una mala decisión a tiempo puede ser mejor que una buena a destiempo.

Estas experiencias están enseñándome a valorar a las personas directas y, sobre todo, sinceras. Perdemos demasiado tiempo en el envoltorio y, sin embargo, nos olvidamos de que lo más importante es lo que alguien lleva dentro.

Esto hace que basemos las relaciones en rituales que deberían ayudarnos a tener éxito en ellas, pero acabamos dándoles tanta importancia que dejan de ser un medio para convertirse en un fin, lo que provoca que, cuando desaparecen, se acaben las relaciones.

El típico ejemplo es el amor. Puede suceder que nos enamoremos más del amor en sí que de la propia persona. Nos gusta el cosquilleo de los primeros meses, el estar acompañados, los planes…, pero en el fondo da igual con quién estemos, ya que lo que nos atrae es la situación y no tanto la persona. Por eso, ante las dificultades, el amor desaparece.

Cuando una pareja tiene que luchar contra el cronómetro de un hijo de forma constante, las capas que recubren su amor, de manera inevitable, van erosionándose hasta tal punto que dejan al descubierto el amor en sí, sin nada más. Y en ese momento es cuando te das cuenta de si lo que realmente está construido es de paja o de hormigón.

Para tu madre y para mí, o para otras tantas parejas que se enfrentan a situaciones parecidas, cosas de pareja tan sencillas como salir a cenar, pasear, dormir, viajar o reírse… se convierten en acciones esporádicas, de corta duración y con la dificultad añadida de ser conscientes de ello.

El amor verdadero se conoce cuando, al igual que las flores florecen, se abre y muestra el interior sin más protección que el propio amor. En ese momento, te percatas de que lo importante es estar con la persona querida y no dónde ni cómo.

Me vienen a la cabeza muchas parejas, padres de niños extraordinarios, que me han enseñado mucho en silencio sobre el amor. Todas ellas tienen el mismo perfil: directas, sinceras e indiferentes ante las apariencias, pues se centran en lo realmente importante: el interior y no el envoltorio.

Soy inmensamente feliz sabiendo que, a pesar de las pruebas y dificultades, mi amor por tu madre es pleno, aunque a veces sea silencioso. Nuestra historia de amor no será la más bonita, pero, sin duda, es eterna.

Te quiero,

Papá

El amor como motor de vida

1 de noviembre de 2022

Querido Alvarete:

Todo se hace por un motivo. Desde el primer momento del día, nos levantamos y nos movemos por un motivo. A veces lo olvidamos, pero eso no implica que este deje de existir. Conviene tenerlo en cuenta y, aún más importante, no olvidar que para el resto de las personas dicho motivo también existe, aunque sea distinto. Cada vez hay más iniciativas que dicen tener como objetivo principal cambiar el mundo. De alguna manera, estamos convirtiéndonos en una sociedad con una mayor conciencia; o al menos eso debemos aparentar.

El otro día tuvo lugar la inauguración del curso que la Fundación Ava ha creado, junto a otras grandes instituciones, para abordar la atención integral de las personas con gran discapacidad. Mientras la directora pronunciaba el discurso de bienvenida, me quedé mirando a los participantes, fijándome en sus caras, en sus gestos… Se los veía muy contentos a pesar de empezar un curso que les exigirá muchas horas de esfuerzo y les quitará gran parte de su tiempo libre durante los próximos meses. ¿Qué es lo que los motivará a hacer este sacrificio?

Cuando hablas con voluntarios, monitores, trabajadores sociales... eres consciente de que sus objetivos distan mucho de ser muy ambiciosos. Son más simples, más medibles y concretos. Si se les preguntara cuáles son sus objetivos del día, podrían contestar algo tan increíble como hacer feliz a los chavales que atienden. Y para lograrlo, puede que por ellos tengan que llevar a cabo todo tipo de cosas desagradables, que muchos no haríamos ni por todo el oro del mundo. Porque mientras muchos quieren cambiar el mundo, pocos están dispuestos a sostenerlo.

Por ello, son más importantes las motivaciones que los propios objetivos, dado que aquellas son las que impulsan el movimiento y definen la bondad de los actos. Si las motivaciones no están alineadas con los objetivos, difícilmente podrán lograrse. Como dijo el teólogo Charles Haddon Spurgeon: «Quien sirve a Dios por dinero, servirá al diablo por un poco más».

Recuerdo que la primera vez que tuve que dirigir un equipo no me salió como esperaba. Puse todo mi empeño en transmitirles los objetivos y lo que teníamos que hacer para conseguirlos, pero apenas me preocupé en comprender sus motivaciones, y esa fue la causa por la que las cosas no salieron como quería.

Algunas organizaciones aún centran todos sus esfuerzos en el diseño y la transmisión de sus objetivos, pero apenas dedican tiempo a entender a sus empleados, como si fueran una *commodity* más. Y ahí reside su error. A los padres nos pasa lo mismo: tendemos a ir por el camino fácil y llenamos de objetivos a nuestros hijos, en lugar de ocuparnos de despertar en ellos pasiones por aprender, por vivir, por amar… que los conducirían a metas más grandes.

Tu madre y yo intentamos no imponer obligaciones a tus hermanas respecto a tu cuidado, ya sea actual o futuro. Creemos que no sería justo para ellas y que podría llevarlas a rechazarte o verte como una carga pesada. Preferimos enseñarles a quererte, a valorarte, a disfrutarte…, generándoles buenos recuerdos contigo. Esperemos que esto haga que, si llega el momento, te cuiden con alegría y sin tristeza, que no lo sientan un deber, sino algo que les salga del corazón.

El otro día leí un artículo donde el autor defendía que debíamos liberarnos de nuestros apegos, ya que nos limitan. El problema se presentaba cuando ponía en el mismo nivel los apegos materiales y los personales. Proponía ejercicios para librarse del apego, y de esta manera estar preparados para cuando se rompiera. Al final, todo gira alrededor de la cultura del yo, de no sufrir y de buscar la máxima felicidad. El apego a los demás se ve como una limitación, dado que ineludiblemente el amor va unido al sufrimiento.

Yo, en cambio, creo de manera firme que es inevitable sentir apego por otras personas y que no debemos luchar contra ello, a pesar de que nos haga vulnerables y nos exponga al dolor. No en vano, también saca lo mejor de nosotros mismos y se convierte en nuestra mayor motivación, lo que nos lleva a cotas inimaginables. La humanidad no ha parado de evolucionar gracias, en gran medida, al sacrificio y al amor de unos por otros, y sería una pena que, a estas alturas de la película, lo perdiéramos de vista por centrarnos en nosotros y olvidarnos de los que nos rodean.

El hombre nunca dejará de ser un ser social y necesitar de los demás para vivir y desarrollarse; pretender interactuar con los demás sin establecer vínculos emocionales por miedo al dolor nos deshumanizaría y limitaría. No queda más remedio que exponerse y mostrarse vulnerables, porque ¿qué sería una vida sin amor?

Mi dependencia hacia ti ha cambiado mi escala de valores, mis prioridades y la forma de ver y vivir la vida. Me ha impulsado a realizar acciones que me han llevado a lugares que nunca imaginé, ni deseé. A tener una vida distinta, pero que me ha dado la capacidad de aprender a vivir sin sentirme a salvo; y, por tanto, a abrazar la vida y a mis seres queridos como jamás pensé.

Lo que has cambiado en mí espero que nunca desaparezca. Me has enseñado a no verme limitado por mis objetivos y sí a dejarme llevar por mis motivaciones, ya que al final lo importante son los hechos y no las palabras.

Te quiero,

Papá

Construyendo un hogar de amor y fortaleza

24 de agosto de 2024

Querido Alvarete:

Suena el despertador, son las seis y media de la mañana, me levanto y me dirijo a la cocina a tomar algo que acabe de despertarme. Al entrar, me encuentro contigo y con tu madre; lleváis en pie un rato largo, pero ni tus hermanas ni yo nos hemos dado cuenta de que estabais despiertos, gracias al sigilo de tu madre y a que ha ido cerrando las puertas de los cuartos para dejarnos dormir tranquilos.

En lo que llevamos de día, mamá ya ha tenido que cambiarte el pañal dos veces por «mayores», se la ve agotada y lo peor es que le espera un largo día por delante. Yo me tengo que ir a trabajar y tú ya no tienes colegio ni campamento a estas alturas del verano. ¡Qué fácil es hablar de conciliación sobre el papel!

De camino al trabajo, no dejo de dar vueltas a la situación.

Sé que tengo que actuar, pero no veo qué más puedo hacer, no encuentro una solución a esta encrucijada. Una vez que llego a mi destino y me centro en el trabajo, se mitiga esa sensación de impotencia, pero rápidamente vuelve en cuanto paro. Quizá por eso soy tan inquieto y estoy siempre haciendo cosas, para tener la mente ocupada.

Recuerdo que cuando empecé a trabajar me costaba horrores, me daba mucha pereza afrontar las largas jornadas. Tanto tiempo sentado delante de una pantalla era agotador. Para sobrellevarlo, me motivaba pensando en que, por duro que fuera el día, siempre podría escaparme a casa de mi novia a cenar y dar un paseo. Creo que durante los primeros meses de trabajo, fui a diario a casa de tu madre.

Ahora, sin embargo, trabajar no me cuesta nada; de hecho, se ha convertido en una válvula de escape en muchos momentos. Me resulta más difícil manejar el resto del día. A pesar de llevar dieciséis años enfrentándome a nuestra situación, sigo sintiendo que me supera por momentos. Quizá una de las cosas más complicadas es llegar a casa y no poder relajarme en el sofá o ponerme a hablar distendidamente con tus hermanas o con tu madre, porque nos tienes en un estado de alerta constante. Parece que tenemos prohibido descansar. No sueño con hacer grandes hazañas, ni con poseer magníficos tesoros. Me conformo con tener un rato para no hacer «nada» junto a mis seres queridos.

Aún hoy sigo motivándome con pequeños objetivos alcanzables, para así afrontar la jornada con ilusión. Aunque ya no tengo que escaparme a casa de tus abuelos para estar con tu madre, pues la robé y la tengo siempre junto a mí, me gusta imaginar que encontraré un rato para disfrutar a su lado tranquilamente. Sé que la mayoría de las veces no va a darse la ocasión, pero me gusta autoengañarme y pensar que ese día concreto sí podremos; es una de mis mayores fuentes de energía.

A algunos podrá parecerles exagerado o incluso cursi que diga que quiero pasar más tiempo al lado de tu madre, después de casi veinticinco años juntos. Sin embargo, lo que no entienden es que nuestro matrimonio no es para nada normal en muchos aspectos. Por ejemplo, llevamos sin dormir juntos dieciséis años, y quizá por esas «peculiaridades» seguimos manteniendo en forma nuestra relación.

Tu madre y yo siempre hemos creído mantener una buena relación, pero cuando llegó tu enfermedad, esta lo puso todo patas arriba. No es lo mismo tener un compañero para salir de fiesta que tener un compañero para ir a una batalla. Por fortuna, tuvimos la suficiente flexibilidad para afrontar la nueva situación. No fue fácil y tuvimos nuestras «guerras» internas, como sucede con las cosas que merecen la pena.

Aprendimos que para mantener una relación hay que amarse de forma incondicional. Una vez que uno ha decidido entregarse al otro, debe hacerlo enteramente, sin cortapisas ni medias tintas, de una manera plena y desinteresada. Solo así se llega a la felicidad más absoluta en una relación. El amor incondicional no deja de ser un testimonio del poder transformador del cariño, la comprensión y, sobre todo, la paciencia.

También nos dimos cuenta de que, cuando se afrontan desafíos, no hay que quejarse ni venirse abajo. Más bien, hay que verlos como una oportunidad para fortalecer y profundizar en el amor. Es en esos momentos cuando realmente se ve la fortaleza de una relación.

Cuando el cansancio empezó a poder con nosotros y los

nervios controlaban nuestros actos, entendimos a base de golpes que la comunicación de pareja era un pilar fundamental. Hablar abierta y honestamente, expresar los sentimientos y escuchar de manera activa los del otro es esencial. El diálogo tiene el poder de llevar las relaciones a otro nivel.

Más fácil nos resultó empezar a apreciar las pequeñas cosas, esos instantes cotidianos de felicidad que son el verdadero tesoro de la vida. No se debe vivir solo por los grandes momentos; no dejan de ser un premio que se gana por saber vivir el día a día.

Todo esto nos condujo a entender que el sacrificio también desempeña un papel crucial en cualquier relación. Sacrificarse el uno por el otro es el arte de tejer juntos los sueños, donde el amor convierte las renuncias individuales en el hilo que se usará para tejer la tela de un futuro compartido.

En definitiva, independientemente de los desafíos a los que pueda enfrentarse una pareja, hay que luchar por construir un hogar lleno de amor, fortaleza, risas y sueños compartidos.

Te quiero,

PAPÁ

Cuando el amor vence al silencio

10 de octubre de 2020

Querido Alvarete:

El otro día desayuné con mi amigo Antonio. Me contó con gran emoción la historia de una amiga que, como muchas otras personas, había perdido a su padre durante el confinamiento. En este caso, al ser ella médica, había tenido la gran suerte de poder despedirse de él, que llevaba enfermo muchos años, pues tenía alzhéimer. Cuando llegó a la habitación, el padre estaba intubado, por lo que no podía hablar, y tampoco podía abrir los ojos. Apenas le quedaban unos minutos de vida. Se acercó a su cama, le cogió la mano y le dijo: «Papá, soy yo, si puedes oírme, apriétame la mano». El padre le apretó la mano y ella entonces le preguntó si estaba sufriendo, el padre permaneció inmóvil. Ella le preguntó si la quería y él apretó y volvió a apretar la mano hasta que no pudo más.

Como diría tu Grampa, los padres son padres hasta el

momento de su muerte. A pesar del sufrimiento más que evidente, supo transmitirle calma y amor a su hija, que nunca olvidará la entereza con la que este ser tan querido se despidió de su vida. Dicen que la historia se sustenta en grandes contiendas y que estas se ganan por pequeñas acciones. Sin duda, esta lo es.

Lo más extraordinario del caso es que el padre tenía alzhéimer y que fue capaz de ganarle una batalla en el último momento por y para su hija. Hijo mío, los que de una manera u otra nos enfrentamos a enfermedades como la tuya sabemos lo complicado que es y el gran valor que tiene cualquier pequeño gesto. Alvarete, no tienes alzhéimer, tienes otra enfermedad degenerativa que te ha hecho dejar de hablar y perder otras muchas capacidades. Daría lo que no está escrito por que volvieras a mirarme y decirme: «*te tero*, papá», como cuando eras pequeño. Por lo que puedo imaginarme la sensación que pudo tener la doctora al sentir que su padre la reconocía y le decía: «te quiero» por última vez, aunque fuera a través de un apretón de manos.

Vivimos momentos complicados, todos y cada uno de nosotros hemos tenido que enfrentarnos a una situación totalmente desconocida, nunca vivida por nuestra generación. En mayor o menor medida, saber mantener la calma y aprender a vivir con serenidad lo que nos acontecía ha resultado ser un reto para todos nosotros. Quizá, hijo, este reto que hemos compartido todos pueda ayudarnos a entender un poco mejor lo que sienten las personas que viven con enfermedades mentales, porque ellos luchan en estas batallas cada día de su vida.

Esta incertidumbre del presente y del futuro para muchas personas se convierte en una serpiente que las envuelve y aprieta hasta que acaba asfixiándolas. Saber desprenderse de esa serpiente y disfrutar de nuevo de la vida puede resultar una tarea imposible.

Este año, más que nunca, debemos recordar que la salud mental es decisiva, tanto para las personas que enfrentan estas luchas como para sus familias, que también sufren cada batalla. La mente controla el funcionamiento de nuestro cuerpo. A través de ella disfrutamos de las cosas pequeñas y grandes de la vida. La mayor de nuestras aventuras, la imaginación, parte de ella y sin ella el sol deja de brillar. No nos damos cuenta de lo que tenemos hasta que lo perdemos, pero en esta ocasión puede que, si perdemos la salud mental, ya sea demasiado tarde, incluso para ser conscientes de la pérdida.

Alvarete, puede que el enemigo invisible al que nos enfrentamos sea distinto al que tú combates cada día, pero hay algo que me has enseñado: ningún enemigo, por oscuro que sea, puede contra el amor y la fuerza de quien lucha por los demás.

Te quiero,

PAPÁ

El amor que transforma el sacrificio

8 de enero de 2025

Querido Alvarete:

A medida que te haces mayor, las demandas de tu cuidado crecen y transforman nuestra rutina. Creo que nunca había hecho tantos kilómetros en coche para relajarte como estas Navidades. Ha sido agotador, pero se te veía tan contento moviéndote al son de la música y riéndote, que no podía hacer otra cosa que seguir conduciendo.

Cuando parábamos y estábamos un rato en casa, no tardabas en ponerte nervioso y reclamar volver a salir. Te confieso que ha habido momentos en los que me has llevado al límite de mi paciencia. Llegado a ese punto, mientras conducía me repetía a mí mismo: «No soy un mártir, solo soy una persona enamorada de su hijo».

A veces me invade la sensación de que estoy dejando a un lado mi vida, mis deseos, mis planes. Pero con el tiempo he aprendido a actuar desde el amor y no desde el deber vacío o el sacrificio autodestructivo, transformando así mi perspectiva de la situación. Ya no pienso solo en lo que yo quiero o necesito. Ahora pienso en lo que a ti te gusta, en lo que necesitas haciéndolo mío, y así he aprendido a encontrar felicidad en lo que antes me costaba. Incluso esos paseos interminables en coche han dejado de ser una carga para convertirse en momentos que espero con ganas, porque sé que te hacen feliz y, al haberte entregado mi vida por amor, me llenan a mí también.

Podríamos discutir sobre qué significa la palabra «bienestar» en tu caso. Algunos dirían que solo sobrevives, como suelen decir de tantos otros en tu situación, pero yo, que comparto la vida contigo, sé que hay algo mucho más grande en juego. Sí, tienes dolores; sí, enfrentas adversidades; pero también tienes momentos en los que disfrutas de la vida con una intensidad y una pureza que me desarman.

Creo que tengo que aceptar nuestras circunstancias, porque además son nuestras. No debo desesperarme por cambiarlas, chocando contra un muro. La vida no siempre es lo que imaginamos, pero siempre nos sorprende con pequeños regalos. Tu sonrisa, incluso en medio de las dificultades, es uno de esos regalos.

Esos momentos de felicidad me hacen reflexionar sobre el sacrificio. El primer perjudicado eres tú, lo sé, pero cuando aceptamos tu condición y estamos a tu lado, tú puedes disfrutar de la vida a tu manera, con intensidad. He aprendido que no se trata de a cuánto renuncio, sino de cuánto amo.

Una vez me preguntaron si había pensado en rendirme. Incluso una trabajadora social nos dijo a tu madre y a mí que no entendía tanto empeño, llevándote de médico en médico, intentando curar lo incurable. Te mentiría si dijera que nunca he dudado. ¡Claro que lo he hecho! Lo que me ha llevado a meditar y leer mucho sobre el sacrificio. Hay muchísimas visiones sobre él y algunas muy enfrentadas, pero la única que me ha convencido es la del amor. Ese que no busca excusas, que no pide recompensas, que simplemente se da porque sí.

Asimismo, tengo claro que no solo te tengo a ti. Tengo a tus tres maravillosas hermanas, que también necesitan un padre presente. Y esa necesidad de equilibrio es algo que no puedo olvidar. Aquí es donde entra tu madre. Formamos un gran equipo y no podría enfrentarme a estos desafíos sin ella a mi lado. He de reconocerte que ha habido momentos en los cuales no nos hemos sentido apoyados por el entorno, más bien nos hemos sentido incomprendidos, incluso abandonados. Sin embargo, en esos momentos hemos tenido algo que no todo el mundo tiene: nos hemos tenido el uno al otro. Sentir que tu madre siempre está a mi lado, que siempre me apoya, es lo que hace que pueda seguir hacia delante.

El otro día, después de una jornada complicada, tu madre me dio un beso de buenas noches y me dijo: «Te quiero tal como eres. No cambies, yo siempre estaré contigo». Esas palabras me insuflaron energía. Me recordaron que el amor nos sostiene, incluso cuando sentimos que el mundo no nos entiende.

He aprendido que, para que todo esto encaje, es fundamental desconectar y así coger fuerzas. Como decía la Madre Teresa: «Si no puedes cuidarte a ti mismo, tampoco podrás cuidar a los demás». Y así es, el amor comienza en nuestra propia casa. Cuidarnos a nosotros mismos también es parte del amor que compartimos.

Es cierto que tengo tareas inacabadas, sueños personales

que quedan en espera porque siempre parece que estoy trabajando o cuidándote, pero he aprendido que en este camino no hay proyectos inacabados, sino tiempos distintos para cada sueño. Aunque en ocasiones posponga mis propios anhelos, sé que todo cobra sentido cuando veo cómo tu alegría crece con cada cuidado y cada gesto de cariño que compartimos.

Cuando vamos en el coche y veo tu cara de felicidad, me gusta pensar que no es solo por el paseo, sino porque estamos juntos, compartiendo esos pequeños momentos que, sin grandes palabras ni gestos, nos recuerdan que la verdadera alegría se encuentra en la simpleza del cariño compartido y en el confort de estar con quien se quiere. Cada sonrisa tuya es un recordatorio de que, a pesar de las tormentas, la vida siempre nos regala un motivo para seguir adelante.

Te quiero,

Papá

Cumpleaños

14 de marzo de 2025

Querido Alvarete:

Hoy cumples dieciocho años. Creía que este día sería más sencillo, que me costaría menos afrontarlo, pero la realidad es que está siendo complicado. Recuerdo perfectamente cuando cumplí dieciocho: cómo lo celebré, cómo me sentía de repente mayor. Fui corriendo a sacarme el carnet de conducir, convencido de que ese simple gesto me convertía en adulto para siempre. ¡Qué equivocado estaba! Aún tenía tanto que aprender...

A pesar de ello, recuerdo esos momentos como esenciales en mi vida, un paso hacia delante que marcó una etapa. Ese día, mi padre, tu Grampa, me llevó a un lado y me habló sobre la vida, sobre lo que significaba ser mayor y el nuevo camino que estaba a punto de empezar a recorrer. Me regaló un llavero con una moneda de un dólar, me dijo que lo guardara, que luchara por mi sueño. Ese sueño, en ese momento, era tener un coche, y él quería que ese llavero me recordara siempre que lo lograría. Ese regalo, aunque sencillo, nunca se me olvidará.

Hoy me vienen a la mente tantos recuerdos tuyos… De tus primeros años, no olvidaré la primera noche en el hospital cuando naciste. Tu madre y yo —padres primerizos, felices y algo asustados— celebramos juntos tu llegada con un banquete improvisado. Recuerdo cómo crecías sano, fuerte, incluso más rápido que tus primos. Cómo jugabas con ellos y cómo soñaba con aquello en lo que te convertirías algún día. Me hacía mucha ilusión verte rodeado de tantos primos de tu edad, imaginando que formaríais una piña. Me reconfortaba saber que tú tendrías esa suerte, algo que yo nunca tuve.

Cuando enfermaste, todo se tambaleó, pero incluso en medio de la tormenta, cuando miro hacia atrás, sigo viendo los momentos felices. Pienso en aquella moto eléctrica que te trajeron los Reyes Magos, cómo decías «moto, moto, moto» y dabas vueltas sin parar, riéndote a carcajadas. O de los columpios en Grenoble, donde subías y bajabas con una risa tan contagiosa que parecía iluminarlo todo, a pesar de que tu madre y yo estábamos aterrados. A ti se te veía feliz, como si ya supieras que ese viaje marcaría una etapa de tu vida que tenías que atravesar.

Hoy, que cumples dieciocho años, siento un orgullo indescriptible. Cuando nos comunicaron tu enfermedad, no pensaba que llegarías a esta edad. Los médicos nos hicieron creer que no lo harías, pero tu madre, con esa fortaleza única que tiene, siempre supo que lo lograrías. Ella me empujó a dar lo mejor de mí, a luchar para que tuvieras la mejor calidad de vida posible y en la actualidad puedo decir, con orgullo, que lo conseguimos.

Cumplir dieciocho no es solo un hito emocional, también trae consigo trámites, papeleos y responsabilidades administrativas, pero hoy prefiero no pensar en eso. En este día, lo importante eres tú, tus logros, tu vida. Es duro verte crecer, ser mayor y necesitar tanto apoyo, pero, al mismo tiempo, es un privilegio ser tu padre, ver cómo disfrutas de lo que te rodea, con esa mirada única que tanto nos enseña.

A veces me dejo llevar por la melancolía. Pienso en lo que habrías sido sin la enfermedad. Quizá estaríamos celebrando tu mayoría de edad con amigos, con tus hermanas, con aquella niña que tanto te quería y a quien tú querías tanto de pequeño. Pienso en tus primos, que ahora son mayores, sacándose el carnet, planeando estudios y despegando hacia sus propios futuros, mientras tú sigues aquí necesitando más que nunca.

Pero, Alvarete, lo que muchos no entienden es que tú también tienes tus propias metas, tus propios logros. Aunque algunos piensen que solo sobrevives, que no tienes control sobre tu vida, yo sé que cada día es una batalla a la que te enfrentas con valentía. Te sacrificas y te esfuerzas con una fortaleza que supera a la de cualquiera que conozca. Por eso, hoy lo celebraremos como merece: con tus hermanas, tu madre, tus primos y tus abuelos, y te haré un regalo especial, como el que me hizo mi padre. Estoy seguro de que, aunque no lo digas con palabras, lo entenderás y lo apreciarás, igual que yo lo hice con esa moneda de un dólar que me dio tu Grampa.

El otro día, tu madre estaba llorando, desbordada por una mala jornada. Tus pruebas médicas, tu carácter volátil y el cansancio acumulado la afectaron. Me agaché, la abracé y se me saltaron las lágrimas. Intento no llorar en público, pero hay momentos en los que no puedo evitarlo. Vi cómo nos mirabas con pena, como si sintieras que la situación era culpa tuya. Al darnos cuenta, tu madre y yo corrimos a abrazarte y a besarte. Primero lloraste, pero después empezaste a reír y a saltar. Alvarete, quiero que sepas que te queremos más que a nada en este mundo. A pesar de lo difícil que es la vida por tu enfermedad, jamás te culpamos ni pensamos en abandonar, porque tú nos has dado mucho más de lo que esa enfermedad nos ha quitado, porque ha sido ella y no tú la que nos lo ha quitado.

Hoy entiendo, más que nunca, que ser mayor no es cumplir dieciocho años, ni sacarse el carnet, ni sentarse a la mesa de los adultos a hablar. Ser mayor es lo que aprendí al tenerte en brazos, al enfrentarme a tu diagnóstico y, sobre todo, al aprender junto a ti el verdadero significado de la vida.

Alvarete, me has enseñado más de lo que nunca imaginé: el valor de la vida, la fortaleza, el perdón. Pero lo más importante de todo es que me has enseñado lo que es amar de verdad. No supe lo que era el amor hasta que tú me lo mostraste.

El futuro, como siempre, es incierto. Parece que tus riñones empiezan a flaquear, pero, como acostumbramos, tu madre y yo lucharemos juntos para desmentir cualquier pronóstico. Porque, junto a tus hermanas, somos el mejor equipo del mundo.

Feliz cumpleaños, hijo mío. Que cumplas muchos más, y que yo los viva a tu lado.

Te quiero,

Papá

El niño que soñaba con ser Spider-Man

9 de abril de 2025

Querido Alvarete:

Cuando era pequeño estaba obsesionado con Spider-Man, era mi superhéroe favorito. Tal vez porque lo veía más real que al resto de los superhéroes. Llámame loco, pero pensaba que era más factible que te picara una araña radiactiva y te convirtieras en un superhombre que nacer directamente con superpoderes.

Ese fanatismo me llevó a idear una de las aventuras más absurdas de mi vida. Convencí a un amigo para que se disfrazara de Superman, mientras que yo lo hacía de Spider-Man, y que se lanzara conmigo por la ventana. No fue difícil de convencer, nos creíamos invencibles dentro de esos trajes. El resultado fue que mi amigo acabó con una pierna rota y yo, por un golpe de suerte, acabé sin ningún rasguño. Cuando él estaba retorciéndose de dolor, lo miré y le solté: «¿Ves?, te lo dije. Yo sí que soy Spider-Man, y tú está claro que no eres Superman».

Cuando tu Granma llegó y vio el panorama, tuve la sensación de que me castigó para el resto de mis días… O, al menos, eso es lo que sentí mientras recibía toda la fuerza de su mirada. En ese momento me di cuenta de que, a pesar de que no me había pasado nada, yo no era un superhéroe. Desde luego, tu abuela parecía tener más poderes que yo.

Y, sin embargo, años después, esa absurda idea de que era un hombre con poderes extraordinarios volvió a apoderarse de mí. Cuando enfermaste, tuve esa misma convicción infantil de que podría ser un héroe capaz de arreglarlo todo. Pensé que encontraría una solución a tu enfermedad. Me sentí como si tuviera superpoderes. Estaba convencido de que triunfaría donde otros habían fracasado, pero la realidad es que no tardé muchos días en darme cuenta de que la situación me sobrepasaba. Esta vez, podría decirse que el que se rompió una pierna, o más bien las dos, fui yo.

Durante tu enfermedad, ha habido momentos en los que el cansancio me ha sobrepasado y, como consecuencia de ello, he tomado decisiones equivocadas o, incluso, he tenido gestos que me pesan sobremanera. Todas esas derrotas las llevo marcadas muy hondo en mi alma, y saber que no siempre he estado a la altura es una carga que llevo conmigo. Creo que nadie me juzga tan duramente como me juzgo yo mismo.

Siempre lo repito: tener un hijo enfermo, con una discapacidad o con cualquier otro problema, no te hace diferente a lo que eras. Si eras una buena persona, lo seguirás siendo; si eras una mala persona, también. Quizá lo que sí puede hacer es que potencie o acabe de definir lo que eres. Lo mismo pasa con la fortaleza, con la paciencia y con tantas otras virtudes.

Tienes las que tienes y la situación te puede ayudar a acabar de potenciarlas, pero, como dice el refranero: «No hay más leña que la que arde».

Hay veces que nos empeñamos en ser más de lo que en realidad somos y abarcar más de lo que podemos. Al final, cuando actuamos de este modo, que no deja de ser egoísta, acaba siempre de la misma forma: cometiendo un error más. Es como el portero que no asume que tiene la mano rota y se empeña en salir a jugar. Inicialmente, estará ahí presente y podrá parecer que está haciendo su trabajo, pero en el momento en el que tenga que intervenir, se le verán todas sus deficiencias y habrá sido peor el remedio que la enfermedad.

Me gustaría creer que sigo siendo como aquel niño que soñaba con poder volar sujetado solo por una pequeña telaraña. Quizá, para eso, primero tenga que aprender a juzgar mis propios errores con una mirada más compasiva. Así, me liberaría de las ataduras que me impiden entregarme enteramente a ti.

Puede que sea tan fácil como aceptar mi condición humana y mi fragilidad. Ser más benévolo conmigo mismo y buscar ese descanso sin remordimientos, ese pasarlo bien sin culpa, para que así tenga la fuerza necesaria para estar a la altura de las circunstancias, para no volver a fallarte a ti ni a mí mismo y, si lo hago, aprender a perdonarme con rapidez, para seguir el camino sin dilación.

Hace tiempo que he dejado de hacer tantas cosas que creía que me hacían feliz que mis prioridades distan mucho de ser las que eran. Esa búsqueda de la verdad, del sentido de la vida, es el que me ha apartado del viaje que había planeado y, aunque a veces no lo entienda, no puedo estar más que agradecido.

Simone Weil decía que los seres humanos inevitablemente estamos dominados por la «gravedad», esa fuerza que nos hunde en lo peor de nosotros mismos, en nuestras limitaciones y egoísmos. Pero también afirmaba que existe la «gracia», una fuerza contraria que nos eleva y nos permite trascender nuestras ataduras. Para alcanzarla, debemos renunciar al apego a lo mundano y aceptar nuestra fragilidad. Espero algún día ser digno de esa «gracia» que me permita convertirme en el Spider-Man que siempre te proteja.

Te quiero,

Papá

Adaptación y cambios

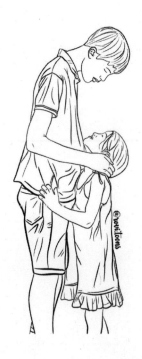

Aunque duela, viva la vida

18 de julio de 2023

Querido Alvarete:

El otro día tu hermana me preguntó por qué cada vez que suena la canción *Viva la vida* cambio de emisora, a pesar de ser una canción buenísima. Pues voy a contártelo: hace quince años estábamos jugando en el jardín, ya dabas tus primeros pasos, cuando me llamó tu tío Alberto para invitarme a la final de la Eurocopa 2008, que se disputaba en Viena. Tenía que decidir rápido porque nos iríamos de inmediato. Sería un viaje relámpago: llegar, ir al estadio y, cuando terminase el partido, de vuelta a casa. En esos momentos aún no sabíamos que estabas enfermo, tenías un tic en el ojo, pero todas las pruebas hasta entonces habían salido bien.

Recuerdo perfectamente cómo sonaba la canción *Viva la vida*, de Coldplay, durante el despegue y cómo, a pesar de mis dudas, fui contagiándome poco a poco del ambiente festivo que se respiraba a bordo hasta sentir una sensación de felicidad por todo el cuerpo. Llegamos a Viena sin apenas tiempo y fuimos corriendo al estadio. El grupo se dividió y a mí me tocó con Alberto y con tu primo Juan, en unos asientos que habían conseguido del Deutsche Bank, es decir, rodeados de alemanes. Pero eso no me impidió animar desde el primer minuto y pegar uno de los mayores saltos de mi vida cuando nuestro atlético Torres marcó el gol que nos daba la tan ansiada copa. Seguramente, fue el último gran viaje que he hecho; desde entonces no he vuelto a tener la oportunidad de desconectar de aquella manera, y eso que no llegaron a ser ni veinticuatro horas.

La semana siguiente al viaje empezaron a acelerarse las pruebas y mi vida comenzó a cambiar. Es como si alguien me hubiera mandado a una última gran fiesta como colofón a lo que hasta ese momento había sido mi vida y como inicio de la nueva.

Desde esa época, no soy capaz de oír esa canción de Coldplay que tanto me gustaba, es superior a mis fuerzas. No soy capaz de identificarla con lo bien que lo pasé, sino con el inicio de tu enfermedad porque, cuando empezó a sonar en el avión, yo estaba dándole vueltas a si estarías bien y por qué te mandaban tantas pruebas. Pero después desconecté, me contagié de felicidad y me centré en disfrutar del viaje y de la experiencia. Creo que aún hay una parte de mí que no me lo ha perdonado.

Puede que, al principio del camino, el recuerdo de esta experiencia y de otras me hicieran más mal que bien, porque creía que no podría volver a escaparme y me daba la sensación de estar preso, reo de tu enfermedad, condenado a cadena perpetua y sin posibilidad de redención. Con solo veintinueve años pensé que perdía mi vida.

Si bien es cierto que no he vuelto a hacer un viaje así, con el paso de los años he aprendido que la vida debe ser vivida; que solo merece la pena mirar atrás para recordar los buenos momentos y sacar enseñanzas de los malos. Que no debemos perder el tiempo, ya que no se puede recuperar y, por tanto, no podemos cambiar el presente por promesas de un futuro incierto.

En mayo de 2013, tu tío me volvió a invitar al fútbol, esta vez para ver un Real Madrid-Atlético de Madrid en el Bernabéu, la final de la Champions. Al principio dudé: tenías una mala época y me sabía mal dejar a tu madre sola contigo y tus hermanas. Además, llevábamos la friolera de catorce años sin ganar un derbi. Al final tu madre me convenció, volví a sentarme con tu primo Juan, para su desgracia como madridista, y volví a saltar como en Viena para celebrar rodeado de blancos el gol de Miranda en la prórroga. Nunca se me olvidará la felicidad que sentí al subir por la calle de Concha Espina mientras agitaba en el aire la bufanda rojiblanca. Llevaba años sin apenas ver el fútbol y en los que los siguieron tampoco le presté mucha atención; tenía cosas más importantes en las que centrarme. Pero esa noche volví a disfrutar como un niño, y ese niño regresó a casa con las pilas recargadas para afrontar con otra cara sus retos y seguir intentando crecer como padre y marido.

Desde entonces, tu madre y yo intentamos hacer planes, viajar en familia, tener aficiones, hacer deporte y quedar con los amigos, aunque sea en casa. No siempre es fácil y la mayoría de las veces no lo logramos, pero seguimos intentándolo, luchando contra las dificultades que van surgiendo, la más grande de las cuales, al plantearnos tener momentos de ocio, es nuestro sentimiento de culpa por pasarlo bien estando tú enfermo. Y lo seguimos intentando porque somos conscientes de que, para poder cuidarte como mereces, debemos primero cuidarnos a nosotros mismos.

Junto a ti no dejo de aprender muchas lecciones valiosas. Una de ellas es que el principal obstáculo para encontrar la felicidad somos nosotros mismos. Por eso, a pesar de los momentos dolorosos, decido vivir la vida plenamente, o al menos intentarlo.

Aunque duela, viva la vida.

Te quiero,

PAPÁ

P. D.: No se atrevieron a volver a invitarme a las finales de la Champions. Les entró miedo.

El valor de una sonrisa

18 de octubre de 2023

Querido Alvarete:

El otro día Yaiza, tu profesora, nos escribió una carta muy bonita para darnos ánimos de cara a una intervención a la que te ibas a someter. En la carta escribía sobre lo que significabas para ella. Entre las muchas cosas que puso, me quedé con la siguiente frase: «… Junto a Alvarete comenzamos septiembre con noticias médicas y con intervenciones. Puede que esto nos asuste, pero es verdad que nunca nos olvidamos de lo valiente que es; cada una de sus sonrisas es un aliento de que todo está bien. Debemos quedarnos siempre con su vitalidad, con sus ganas de saltar, con su inquietud y con su manera de transmitirnos cariño».

Es complicado explicar lo que siento. Llevamos tantos años nadando a contracorriente que lo hemos interiorizado como algo natural, pero no debería serlo. Me cuesta entender los mecanismos que he desarrollado para autoprotegerme y poder hablar de tu situación con la más absoluta calma. Algunos podrían pensar que ya no soy sensible, pero nada más lejos de la realidad. Para poder ser el padre que debo, tengo que ser capaz de abstraerme de la realidad y contemplarla como un mero analista. Mi condena es vivir atado a un papel que he de interpretar a la perfección porque el amor es algo más que besos y caricias.

Vivimos atados al pasado, nos condiciona y vuelve una y otra vez. Parece como si el pasado fuera más rápido que el futuro y siempre nos alcanzara. Nos afecta demasiado, e incluso intentamos solventar sus problemas en lugar de centrarnos en los actuales. Olvidamos que el pasado no va a ir a ninguna parte, por lo que no debería atormentarnos. Cuando leí el capítulo de tu madre en el libro *Luchadores*, de la Fundación Ava, en el que cuenta tu historia, me percaté de que cuando nos referimos al pasado no tenemos la verdad plena, aunque así lo creamos sin un atisbo de mala fe. No guardamos recuerdos completos, sino que los reconstruimos a partir de piezas sueltas. Ese pegamento que las junta por arte de magia y las convierte en una historia completa siempre llevará cierto sesgo.

Por eso es tan importante tener una actitud positiva ante la vida, pues hará que el pegamento impregne los recuerdos de un aroma especial, que podrá mitigar los malos recuerdos y enfatizar los buenos. Hará posible que, si no somos capaces de dejar el pasado atrás y este acaba alcanzándonos, no haga mella en nosotros, al menos de forma negativa. Por eso sigo recordando las calles de Grenoble con cariño, y no me he olvidado de decir: *«café noir et croissant»*, a pesar de los momentos tan complicados que vivimos esos días a tu lado.

A razón de mi última carta, algún amigo me comentaba que era muy cruda y me preguntaba si yo estaba bien. Creo que pensaban que había perdido esa actitud que me ayuda a ver las cosas de otro color. Se preocupan por mí, lo cual agradezco muchísimo. Sentir el cariño de las personas que tienes cerca es una de las mejores experiencias que existen, todos queremos ser amados. Pero describir de tanto en tanto lo crudo no significa necesariamente estar pasando un mal momento, más bien te ayuda a evitarlo. Todos necesitamos liberar nuestra carga interna, y mi manera de hacerlo es con la escritura. Además, creo que no sería realista ni justo con otros que pasan por situaciones parecidas intentar aparentar que todo es un camino de rosas, porque de vez en cuando hay espinas.

Puede que lo difícil de entender es que, pese a que la vida no está siendo como esperaba, pues llevas muy enfermo dieciséis años con todas sus noches, soy muy feliz por muchos motivos: sigues estando a mi lado; nos dijeron que no estarías mucho con nosotros; me abrazas y me sonríes todos los días, no perdonas uno. Tengo a tu madre, a la que adoro y con la que formo un equipazo, y a tus hermanas, que se han convertido en el motor de mi corazón. También está la familia, que nos apoya; las personas buenas con las que vamos encontrándonos por el camino y que nunca imaginé que existieran en tal cantidad.

Con respecto a este último punto, el otro día un amigo me decía entre risas que no podía tener tantos amigos íntimos. Que en nuestras conversaciones siempre decía que este o el otro eran íntimos amigos míos y él pensaba que solo se podía tener un número limitado de ellos, dado lo estrecha que se supone que es la relación. Seguramente no esté errado, pero si los conociera y viera lo que son capaces de hacer por ayudar (incluso sin vernos tan a menudo como esa estrecha relación presupondría), se daría cuenta de que merecen ser llamados así, a pesar de la distancia. Nunca me cansaré de decir que tu enfermedad me ha hecho conocer lo mejor de las personas.

Efectivamente, como dice tu profesora, el año académico ha empezado con sobresaltos: pruebas, intervenciones, resultados, tensión... La montaña rusa de emociones en la que estamos subidos tu madre y yo es para vivirla, pero con el tiempo hemos aprendido a llevar con resignación las subidas y a disfrutar de las bajadas con los brazos abiertos. Personas como Yaiza o como Júnior (responsable de actividades de la Fundación Ava), quienes nos muestran su amor incondicional hacia ti, hacen que todo sea más sencillo.

Te quiero,

Papá

El estrés, esa especie invasora

9 de abril de 2024

Querido Alvarete:

A veces me sentía abrumado, me faltaba el aire y la calma. Las preocupaciones no tenían piedad conmigo, parecía como si se organizaran y me atacaran todas a la vez. Cuando venían a por mí, trataba de esquivarlas cerrando los ojos, pero en ese momento me saltaba a la cabeza la imagen de cientos de folios cayendo. Eran tantos y estaban tan juntos que no era capaz de distinguir qué ponía en cada uno de ellos. Me agobiaba la sensación, por lo que no me quedaba más remedio que volver a abrirlos y ver cómo ahí seguían todas mis preocupaciones, impidiéndome huir al País de Nunca Jamás.

Porque ese era el lugar al que anhelaba escapar. Quería volar, como Peter Pan, para poder seguir la estrella del Norte hasta el País de Nunca Jamás. Una vez allí, viviría saltando y brincando de árbol en árbol, volando de felicidad y, sobre todo, sin preocupaciones, pero como no sabía volar, no me quedaba más remedio que lanzarme, temblando, al mar de la vida, esperando ser capaz de chapotear de boya en boya, aterrado por todos los tiburones que creía que me acechaban.

El sufrimiento es parte inherente de la condición humana, tanto por nuestra finitud como por el mal uso que hacemos de nuestra libertad. Es absurdo pretender estar libres de él. Además, crece cuando la vida te golpea fuerte, ya que parece que lleve haciéndolo desde el principio, transmitiéndote la sensación de que todo a tu alrededor es una potencial amenaza.

Tenemos que aprender a manejar el sufrimiento, a convivir con él y, en especial, a que no nos incapacite. Tengo claro que, como tantas otras cosas, la solución pasa por el amor, pero también tengo claro que el amor es la primera causa de sufrimiento: quien mucho ama mucho sufre. Por eso, debemos inclinarnos hacia el poder del amor, dejando de lado sus limitaciones, convirtiéndolo en ese combustible que te impulsa y que te mantiene firme, incluso cuando todo parece invitarte a rendirte. No es fácil, pero es sencillo si sabes cómo… amando sin medida.

Y luego está el hijo mayor del sufrimiento, el estrés, que es un mal endémico de la época en que vivimos. Compatibilizar ser padre con la vida laboral, con tus médicos, con tus terapias y pretender llegar a todo es la fórmula perfecta para que asome el estrés. Me han dado muchísimos consejos para vencerlo: pensar en positivo, hacer deporte, tratar de descansar… Todos ellos son buenos y necesarios, aunque complicados de seguir en determinadas circunstancias, pero a mí lo que mejor me funciona es ponerme en marcha. Tengo clarísimo que el movimiento, en todas sus versiones, cura, y que la inacción enferma.

El estrés, como si se tratara de una especie invasora, se autoprotege quitándonos la iniciativa y paralizándonos. De esta manera se autorregenera, se vuelve más y más fuerte y nos impide luchar contra él. Un ejemplo claro es cuando posponemos tareas sencillas, dejándolas para más tarde hasta que se acumulan, y cómo con el tiempo van provocando estrés, a medida que somos conscientes de todo lo que nos queda por hacer.

Por tanto, para poder combatir eficientemente el estrés crónico, hay que conocer sus consecuencias, la paralización física y mental, y luchar contra ellas. Para ello hago deporte, intento buscar momentos para relajarme, pero todo esto no me serviría de nada si no lo combinara con una actitud activa, atacando los problemas, enfrentándome a ellos, en definitiva, moviéndome. En mi opinión, no generan estrés los problemas de por sí; genera estrés no actuar frente a ellos.

Ahora, cuando cierro los ojos y veo cómo caen todas esas hojas, respiro hondo y empiezo a separarlas de una en una, afrontando cada uno de los problemas de manera individual, sin pensar en los otros, actuando contra los que puedo y asumiendo los demás. Al sentir que estoy haciendo lo que puedo, no me libero de los problemas, pero sí del estrés que generan. Porque, al menos en mi caso, el estrés va ligado a la culpa de sentir que no estoy haciendo todo lo que debo.

Cuanto más paralizado he estado, más estrés he tenido. Los primeros meses de tu enfermedad, cuando culpaba a todos y maldecía mi mala suerte, fueron los más duros porque, en lugar de luchar, bajé los brazos y me rendí, y el estrés me devoraba porque sabía qué tenía que hacer y no hacía.

Ahora, el problema sigue, incluso se ha acrecentado al hacerte mayor, pero me siento menos estresado, porque no paro de hacer cosas para cambiar la situación y tengo la conciencia tranquila.

Sigo sin poder volar, pero he aprendido otra forma de alzar el vuelo: a través de tus ojos, de tus sonrisas y de tus abrazos. Alvarete, me has enseñado otro modo de ver y entender el mundo, has convertido mi vida en una aventura, haciéndome comprender que el verdadero vuelo es el del corazón, que se eleva hacia el amor incondicional.

Juntos nos hemos enfrentado a desafíos, a los que nunca pensé que tuviera que hacer frente. Muchos de ellos me han vapuleado y me han derrumbado con una fuerza que me invitaba a rendirme, pero siempre he encontrado un motivo para levantarme: tú. Te has convertido en mi maestro; me has enseñado que no existen fuerzas más poderosas que la compasión y el amor.

La vida nos ha golpeado con fuerza, es cierto, y con tanto movimiento se nos cayeron algunas cosas, pero hemos podido recoger la mayoría y, a su vez, encontrar alguna nueva. La vida nos ha quitado, pero nos ha dado la oportunidad de aprender su verdadero sentido, que reside en el amor, y este es su mayor regalo.

Así que, en lugar de soñar con huir al País de Nunca Jamás, elijo quedarme aquí, en el ahora y siempre, contigo. Junto a ti, cada momento es especial y cada día, una oportunidad para aprender. Me costó verlo, pero estaba destinado a hacerlo. Alvarete, tú eres mi estrella del Norte; brillas con una luz que no se apaga y que te atrapa, invitándote a seguirla.

Contigo aprendí a volar, como siempre soñé de niño, sin miedo a equivocarme. Y alcancé la máxima felicidad, al percatarme de que en esta vida solo el que se entrega a los demás vive plenamente.

Te quiero,

Papá

Lecciones de vida

11 de julio de 2024

Querido Alvarete:

Son las seis de la mañana del domingo, y desbordas vitalidad, moviéndote de un lado a otro. Yo, en cambio, estoy medio tumbado sobre la mesa de la cocina, al lado de un café recién hecho, esperando que me dé fuerzas para comenzar el día. Te miro y veo cómo empiezas tu rutina matinal, alineando sillas por un lado y apilando tazas por el otro. Este puede ser tu mejor momento del día, cuando estás más contento y tranquilo. ¡Da gusto verte así!

El cansancio hace que empiecen a dar vueltas en mi cabeza todas esas cosas que me preocupan de una u otra manera…, son tantas que me abruman. Empiezo a ponerlas en una lista y voy dándome cuenta de que no son gran cosa, que soy yo quien las magnifica. De hecho, lo que en realidad me inquieta no sale en el listado. La mente tiene estas cosas: te hace estar intranquilo, pero no te dice el porqué. Supongo que, al ser algo crónico y sin solución, desaparece de la mente, pero el problema es que no acaba de borrar su rastro y, por tanto, sus consecuencias.

Luego comienzo a recordar a los familiares y amigos que lo están pasando mal por diferentes motivos. Aquí lo que siento es impotencia, ver sufrir al prójimo y no poder hacer nada o casi nada para impedirlo es una de las mayores curas de humildad que hay. Todos desearíamos poder ayudar y solventar los problemas de los demás, aunque solo sea por el egoísmo de sentir ese placer que se experimenta cuando ayudas de corazón.

Ya lo ves: demasiados pensamientos para llevar tan poco tiempo despierto, y lo peor es que seguramente no sean los mejores para comenzar el día. Revolucionas el motor con mucha rapidez, la receta perfecta para tener un día movido, pero ¿cómo hacer que se imponga la calma?

A veces, me detengo y me pregunto cómo logras mantener esa energía inagotable, esa que soy incapaz de seguir. Me maravilla tu capacidad de encontrar alegría en los pequeños rituales diarios. Mientras que yo estoy atrapado en mis preocupaciones, tú te dedicas a alinear sillas y apilar tazas, mostrando una concentración y una alegría que a menudo me parecen inalcanzables. Quizá esa sea una de las lecciones más valiosas que me has enseñado: la importancia de encontrar placer en las pequeñas cosas y de vivir el presente sin dejarme abrumar por un futuro incierto.

Sin embargo, no es fácil aplicar esta lección. Mis pensamientos vuelan una y otra vez hacia lugares complejos que me quitan la paz. Me preocupa la evolución de tu enfermedad, claro, pero sobre todo lo que me inquieta es no poder estar a la altura de las circunstancias, dado que hay veces que el agotamiento me hace tambalearme tanto que me da miedo acabar tirando la toalla. ¿Debería desconfiar de mi yo futuro?

Trato de ser fuerte por ti, por tus hermanas y por tu madre, pero hay días en los que el peso de la responsabilidad se vuelve casi insoportable. Como dirían mis amigos los galos: a veces parece que el cielo se fuera a caer sobre mi cabeza; no obstante, es justo en ese momento cuando te veo sonreír, escucho tu risa contagiosa o siento tus abrazos y, de pronto, doy con una nueva fuente de energía. Está claro que al igual que tus enfados nublan mis días, tu alegría los iluminan con mayor fuerza.

Y es en esos momentos cuando soy consciente de que, aunque la vida nos lleva por un camino, digamos complejo, también nos da la oportunidad de vivir con una intensidad y una profundidad que muchos nunca experimentarán. Solo los que hemos pasado por ese camino sabemos a qué nos referimos.

No sé qué nos deparará el futuro; hay tantas cosas fuera de nuestro control…, algunas que podrían salir mal y muchas más que podrían salir bien. Pero sí sé que, mientras estemos juntos, nos enfrentaremos con decisión a lo que venga y sabremos disfrutar de todo lo bueno que está por llegar.

Hoy es solo una parada más en nuestro largo viaje, pero, como cualquier día, está lleno de posibilidades. Mientras me tomo ese café y te observo en tu rutina matinal, decido que voy a hacer un esfuerzo consciente por seguir tu ejemplo. Voy a tratar de vivir el presente, de encontrar alegría en las pequeñas cosas y de afrontar los desafíos con esa valentía y determinación que no paras de mostrarme, sabiendo que, aunque en ocasiones tema no estar a la altura, el amor que siento por ti me elevará.

Tu enfermedad me lleva descalzo por caminos de espinas, provocándome un inmenso dolor, pero mi amor por ti es el bálsamo que me calma y me da la fuerza para seguir adelante. ¡Ojalá pudiera tener un superpoder parecido para superar todos los retos que me manda la vida! Gracias por tu ejemplo y por enseñarme cada día lo que realmente significa vivir con amor.

Te quiero, Alvarete, más de lo que las palabras y las acciones pueden expresar.

Papá

Manejar la incertidumbre

28 de mayo de 2020

Querido Alvarete:

Vivimos momentos complejos, difíciles de entender y de vivir. Las dudas nos invaden por todas partes y el miedo al futuro nos paraliza. El COVID-19 está provocando muchísimas crisis personales y hace que el mundo que la gente creía conocer cambie para siempre. Parece que no estamos preparados para enfrentarnos a lo desconocido, dejando que ese temor nos impida disfrutar y amar la vida tal cual es. Hijo mío, la vida está llena de retos inesperados, y eso es algo que tú y yo sabemos bien.

Alvarete, tu diagnóstico ha cambiado todo para nuestra familia, pero a la vez nos ha enseñado a vivir cada día como un regalo. Lo particular de la enfermedad y el hecho de que no hay dos personas iguales hacen que no sepamos a qué atenernos. Lo único que sabemos es que en el futuro se vislumbran nubarrones.

¿Cuántos tumores saldrán? ¿Dónde? ¿Qué consecuencia provocarán? ¿Esperanza de vida? ¿Cuánto me costará? ¿Se generarán más problemas conductuales?... En nuestra casa, estas preguntas son parte de nuestro día a día, pero lo que hemos aprendido es que, aunque el futuro sea incierto, en el presente es donde está nuestro campo de batalla.

En toda enfermedad se lidia, de una manera u otra, con lo imprevisible, pero debemos y podemos aprender de personas como tú, que luchan no solo contra su enfermedad, sino principalmente contra la incertidumbre, y que consiguen vivir apreciando lo bueno que nos trae a diario.

Me has enseñado que rendirse no es una opción, que el miedo al futuro no te puede impedir disfrutar del presente, que la sonrisa es la mejor de las medicinas y que la familia y los amigos son los mejores cimientos para afrontar lo que venga, por muy incierto que sea. Alvarete, tú eres mi maestro. Cada día me demuestras que la fuerza de una sonrisa puede vencer hasta al peor de los miedos.

Desde que enfermaste, he conocido mucha gente que combate contra la enfermedad. Todos ellos me han enseñado algo. Por muy mal que estuviesen o por muy dura que fuera la lucha, ninguno se rendía o perdía la esperanza. Hijo mío, tú formas parte de esa familia de espartanos, de héroes anónimos que, con coraje, enfrentan lo imposible convirtiéndolo en posible.

Si estos héroes anónimos son capaces de superar las sombras que los persiguen, desde antes incluso de su diagnóstico y, a pesar de todo, vivir la vida, nosotros deberíamos ser capaces de aprender de ellos, mirar hacia delante con optimismo, aprendiendo a valorar lo que tenemos y navegando en lo inesperado. Porque, hijo mío, ¿qué hay más emocionante que la propia vida?

Nunca lo olvides: aunque el futuro sea incierto, el amor, la fuerza y la alegría son nuestras mejores armas para hacerle frente. Tú eres mi faro en esta tormenta de dudas. Y mientras podamos, seguiremos navegando juntos, riendo y luchando, día tras día.

Te quiero,

Papá

Aprendiendo a vivir

30 de marzo de 2021

Querido Alvarete:

Durante los primeros años conviviendo con tu discapacidad pensaba que te recuperarías. Pedía el milagro todos los días, soñaba con el momento en que crecieras y pudiera llevarte al Calderón a vitorear los goles de nuestro Atleti. Esos pensamientos positivos me ayudaron a mantener la esperanza. No quiero pensar qué habría sido de mí sin ella, me habría sumido en las tinieblas.

A veces pienso si he perdido la esperanza. Ya no fantaseo con ver el fútbol contigo o irme a montar en bici juntos. Tampoco sueño con la posibilidad de un mundo mejor para ti. ¿Quiere decir eso que he perdido la esperanza o la capacidad de soñar?

Por otro lado, soy capaz de hablar de tu situación sin tapujos, como si no me afectara. Tal vez algunos piensen que me he endurecido, como aquella piedra que yace en el fondo del río, rodeada de agua, pero se mantiene seca por dentro. Pero, hijo, déjame confesarte que no es así. No he dejado de sentir, de amar ni de cuidar. Solo he aprendido a vivir con el peso de la realidad sin dejarme aplastar por ella.

Hoy lucho por buscar una solución asistencial para ti, por si un día no puedes seguir en casa con nosotros. Puede que, desde fuera, parezca que se me ha secado el corazón, pero nada más lejos de la realidad. Cada decisión que tomo, cada paso que doy, lo hago pensando en tu bienestar, en asegurarte un futuro, aunque no esté allí para verlo.

¿Qué pasaría si pudiera charlar con el yo de hace una década? Seguramente acabaríamos enzarzados en una discusión donde mi yo actual parecería un ogro. La gente, desde fuera, de inmediato simpatizaría con aquel yo más soñador y lleno de ilusiones, y le costaría entender al que soy ahora. Pero, Alvarete, lo que pocos saben es que ambas versiones de mí te aman por igual. Ambas luchan por ti, aunque de formas distintas.

He dado muchas vueltas a la cabeza y he llegado a la conclusión de que he cambiado. Lo reconozco: el paso del tiempo me ha convertido en una persona más pragmática. Pero creo que no he perdido la esperanza, ni he dejado de soñar, ni de amar con todo mi corazón. Lo que ha pasado es que he añadido mi nueva habilidad, el pragmatismo, a todo lo que hago.

Hoy tengo la esperanza de que duermas bien esta noche o pases un buen día sin enfadarte. Sueño con tus abrazos, tus besos insonoros y con esa mirada tuya que lo dice todo. Trabajo duro cada día para que no te falte de nada ni hoy ni mañana, pensando en lo que es bueno para ti, incluso por encima de lo que lo es para mí.

Hago lo que puedo, que no es mucho, para que el mundo evolucione, sin esperar a que cambie, porque sé que lo hará, poco a poco. He dejado de soñar con cosas que no van a suceder para centrarme en disfrutar de las que sí ocurrirán.

Hijo, he aprendido que vivir no es esperar milagros, sino aprovechar cada instante que nos regala la vida. Y mientras estés a mi lado, seguiré soñando con la vida que construimos juntos, no con la que podría haber sido. Esa, hijo mío, es nuestra mayor victoria.

Te quiero,

Papá

Desafíos cotidianos y esperanza

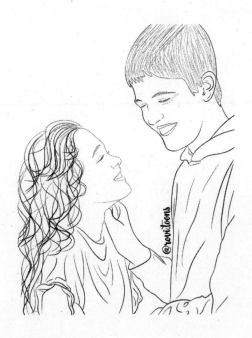

Ante una nueva adversidad, tranquilidad

8 de junio de 2022

Querido Alvarete:

Al principio de tu enfermedad me daba miedo todo. Aunque apenas contaba con veintiocho años, me consideraba muy mayor, pero aún tenía mucho que madurar. Y, sin duda, tú me ayudaste a ello.

Según fue avanzando tu enfermedad perdí el miedo, ya casi nada me asustaba. Había aprendido a coger el toro por los cuernos y a domesticarlo. De tanto enfrentarme a los desafíos diarios que planteaba tu enfermedad y salir airoso, les había perdido el miedo.

La pérdida del miedo y el cansancio acumulado hicieron que empezara a confiarme y fuera poco a poco reduciendo el estado de alerta.

En medio de este estado de relajación nos han dado una potencial mala noticia sobre tus riñones, algo que sabíamos que podía pasar, pero de lo que nos habíamos olvidado, a propósito. Aún no sabemos las implicaciones que traerá y si será algo que nos cambie la vida o si se quedará en una muesca más en el camino, ojalá. Mientras que lo averiguamos, me sorprende la frialdad con la que soy capaz de enfrentarme al problema.

Realmente creo que no tendría sentido abordarlo de otra manera, pero, por otro lado, me inquieta pensar si esa falta de emoción puede estar ligada a no valorar lo suficiente tu vida, a haber claudicado ante tu enfermedad y el destino que parece señalar, cual reo que acepta su condena para no sufrir más.

Hay personas que, ante la cronificación de tu estado, podrían suponer que tu vida está amortizada, lo que las convertiría en insensibles a tu dolor. Ya se sabe: a perro flaco todo son pulgas, y mientras que estas se queden juntas y no se expandan, parece que no importa cuántas sean.

Antes he dicho que no tengo miedo, y es cierto que no lo tengo a lo que pueda salirte. Creo que estoy preparado para reactivarme y luchar contra ello, pero sí tengo miedo a ser insensible a tu dolor. Hay pocas cosas peores que la indiferencia.

Está claro que no te doy por amortizado, valoro mucho tu vida, por muy complicada que esta sea, y doy gracias al de arriba por que sigas a mi lado. Pero mi entereza me asusta. Cuando te conviertes en alguien demasiado racional, puedes llegar a perder la sensibilidad y, después de quince largos años luchando contra tu enfermedad, el corazón puede llegar a secarse por el camino.

Alguno podría pensar que es una virtud enfrentarse a tu adversidad pausadamente, pero a mí me gustaría poder tener la capacidad de romperme, como lo haría cualquier padre, y no reaccionar siempre como un soldado en primera línea del frente.

Claro que sufro y lloro por ti. El dolor de tu diagnóstico nunca desapareció, simplemente se cronificó, y no tuve más remedio que normalizarlo. Pero es precisamente eso lo que me asusta.

He hecho las paces con el mundo, con tu enfermedad, y ahora tengo que hacerlas conmigo mismo, que es lo más difícil. Solo así seré capaz de prepararme para el futuro.

Creo que aguantaré en primera línea del frente por ti, nunca te abandonaré. Pero si algún día la perdemos definitivamente y, en ese momento, no estoy en paz conmigo mismo, no seré capaz de seguir adelante, y tendré que hacerlo porque es la forma de honrar tu memoria y de demostrar que tu vida ha merecido la pena.

Mientras tanto, debo verter lágrimas para ti con los ojos secos para, desde la tranquilidad, ser el padre que debo y no el que quiero. Espero poder entenderlo en el futuro.

Te quiero,

PAPÁ

Lo que he aprendido de otros padres cuidadores

18 de enero de 2022

Querido Alvarete:

Los últimos meses están siendo especialmente emotivos. Como sabes, dos familias conocidas han perdido a uno de sus hijos, uno tras una larga enfermedad y el otro tras una dolencia más rápida pero devastadora. No he podido dejar de comparar sus situaciones con la tuya e imaginarme lo que supondría tu ausencia y lo que pueden estar viviendo esos padres. Me acuerdo de que al principio de tu vida hablábamos con los médicos de estadísticas y, según estas, de cuál podría ser tu fecha de caducidad. Afortunadamente fuiste superando una a una las que te marcaron y dejamos de preguntar. Nos habíamos olvidado de que tu vida es un regalo, y estas situaciones han vuelto a ponérnoslo de manifiesto. Nos recuerdan el regalo, pero también su fragilidad.

Con todas estas emociones a flor de piel, el pasado 12 de

enero me escribía mi amigo Juan diciéndome que sus mellizos acababan de nacer: «A las diez y diez ha nacido Juan y se lo han llevado a la UCI porque nació un poco justo de oxígeno. Ha pesado 2.700 gramos. A y cuarto, ha venido al mundo la pequeña Araceli, la he bautizado yo y, contra todo pronóstico, sigue aferrándose a la vida. Ha pesado 925 gramos. Está en una incubadora de neonatos. Cada minuto que vive es un milagro». He de reconocerte que no pude contener las lágrimas. Conocía el sufrimiento de mis amigos desde que les dijeron que uno de sus mellizos venía con una enfermedad incompatible con la vida, el síndrome de Edwards, y había visto su lucha por conocer a la pequeña Araceli, poder abrazarla, decirle que la quieren y darle todo el cariño del mundo concentrado en el tiempo que viva. Poca gente podrá decir, como esta pequeña, que en toda su vida solo recibió amor.

Me acuerdo como si fuera ayer del viernes 28 de julio de 2006. Me disponía a volver de Barcelona a Madrid para, de este modo, poder asistir a la primera ecografía de tu embarazo. Una huelga aeroportuaria me dejó en tierra y no pude regresar hasta el sábado, por lo que me perdí la ecografía. Tu abuela estuvo encantada porque así pudo acompañar a su hija y verte antes que yo (siempre me recordó que ella te conoció primero). Afortunadamente, tu madre trajo una pila de fotos (capturas de pantalla) de la ecografía, que me dejaron impactado; aquel renacuajo (literal) se me quedó grabado en la mente para siempre y me acordé de unas palabras que me había dicho mi madre: «A partir de ahora vivirás por y para él», pero no sabía entonces la razón y profundidad real de esas palabras. A pesar de no conocerte, a pesar de que fueras un renacuajo, me enamoré de ti. Entiendo el sufrimiento y la lucha por la pequeña Araceli que libran mi amigo Juan y su maravillosa esposa, Araceli.

Qué complicado resulta a veces que algunas personas entiendan la lucha de unos padres por su hijo cuando este tiene el futuro y el presente negro. Creen que no vale la pena esforzarse al no poder hacer nada por cambiar el resultado. Pero olvidan que cada instante de vida es importante. En estas tres familias he visto el sufrimiento de unos padres, no solo emocional, sino también físico a causa del esfuerzo sobrehumano que supone cuidar de sus hijos enfermos de la mejor manera posible. Pero, sobre todo, he visto muchísimo amor que mana más allá de ellos. Es duro decirlo, pero estoy convencido de que sus vidas complicadas han ayudado a hacer más sencillas muchas más vidas.

Hay gente que te hace sentir sin necesidad de tocarte, mirarte o hablarte, que te influyen sin pretenderlo, que cambian tu manera de ser sin conocerte. Son personas anónimas que a través del ejemplo de sus acciones silenciosas generan más ruido en nuestra conciencia que cualesquiera otras. En estos catorce años que llevas enfermo me he cruzado con muchas de estas personas, como estos padres, y estoy convencido de que el mundo sigue avanzando en parte gracias a ellas.

La vida es un regalo y en ocasiones lo olvidamos. No la valoramos porque no hemos hecho nada para ganárnosla y dejamos que los pequeños contratiempos que van surgiendo nos impidan disfrutar de ella. Ver la felicidad en la cara de Araceli y Juan por poder reunir a sus cuatro hijos para algo tan simple como una foto de familia, que no podrán repetir, te hace plantearte por qué no somos capaces de ser felices.

Dicen que el mayor regalo que le puedes hacer a un hijo es pasar tiempo con él, pero yo te digo que el mayor regalo que me pueden hacer es poder pasar más tiempo contigo.

Te quiero,

Papá

Del dolor a la esperanza por un momento de felicidad

2 de julio de 2023

Querido Alvarete:

Aquel día de julio pegaba el sol con fuerza. Nos tocaba hacerte la última prueba para descartar que tuvieras algo grave; apenas tenías dieciséis meses. Tu madre, tu abuela y yo estábamos en la sala de espera, refugiados del calor, hablando distendidamente sobre qué íbamos a hacer ese verano. Se abrió una puerta y salió un médico con cara compungida. Supe que nos buscaba a nosotros y sin demora me acerqué a él antes de que tu madre, que estaba embarazada, pudiera reaccionar. Aquel buen hombre me explicó la situación y trató de darme ánimos, pero su manera de agarrarme del hombro me transmitió lo contrario. En cuanto terminó de hablarme, me perdí por un pasillo y llamé a nuestro amigo Ramón, ginecólogo de tu madre, y le pregunté si debía contarle a ella la noticia por su estado...

Como bien conoces, Alvarete, al principio no acepté tu diagnóstico ni sus consecuencias. Me acuerdo de la primera pregunta que le hice a la neuropsicóloga después de que me hablara de lo que acarrearía tu enfermedad: le pregunté si podríamos ir al Calderón tú y yo juntos. No sé por qué pregunté justo eso y no algo más profundo, pero así fue. Aún visualizo la cara que puso antes de intentar hacerme entender lo que todavía no estaba preparado para comprender.

Le he dado muchas vueltas en la cabeza a aquellos días. Me muevo por ellos con facilidad sin perder un solo detalle, como si se tratara de películas que ves una y otra vez; con cada visualización aprecio nuevos matices, los cuales me ayudan en mi proceso de comprensión. Ahora sé que lo que más me costaba aceptar era que todas aquellas esperanzas que había depositado en ti desaparecieran de un plumazo. ¿Cómo podía pensar que mis sueños eran más importantes que tu propio destino?

Pasé los peores seis meses de mi vida, no di fruto y me sequé. Las noches me quemaban, las mañanas me aliviaban y el trabajo se convirtió en un bálsamo. No estuve a la altura de las circunstancias, pero afortunadamente la vida había generado en mí unas raíces sólidas, que con el nacimiento de la primera de tus hermanas cobraron vida de nuevo. La gratitud que sentí fue el mejor de los abonos para volver a crecer. Qué importante fueron para mí, en aquellos momentos, las raíces. Aquellas convicciones, vivencias, relaciones e incluso errores previos me habían dejado un poso que ni yo era conocedor de que existía. Unas raíces que no hice nada, al menos conscientemente, para merecerlas.

Nuestros padres son los primeros jardineros que trabajan nuestra tierra. A medida que crecemos y tomamos nuestras propias decisiones, las exponemos a injerencias externas, positivas y negativas, dejando que otros también las trabajen. Estas decisiones, por pequeñas que sean, son de vital importancia, dado que necesitamos que la tierra esté bien cuidada para que sea fértil, y así los vientos del destino no arranquen los frutos. Y, si lo hacen, estas puedan volver a crecer.

La gratitud me llevó a la aceptación. Pero he de reconocerte que, cuando digo que he aceptado tu destino, no soy del todo sincero, ya que aún me queda un reducto de rebeldía que, como aquellos maravillosos galos, no claudica. Los estoicos piensan que no merece la pena luchar contra lo que no se puede cambiar, puesto que así se evitan sufrimientos innecesarios, pero yo creo que tener esa pizca de locura, que sala sin sal, me ayuda a vivir la aceptación con esperanza, aunque parezca contradictorio.

No pienses que albergo la esperanza de que te vayas a curar o vayas a volver a hablar. Es una esperanza en tu sonrisa, en un paseo, en dormir del tirón, en que encuentres un amigo o en que tengas un buen día que nos permita volver al Calderón, aunque ahora se llame Metropolitano. Esperanzas que se cumplen y que van directas a aquel tarro, que nunca se llena, de la gratitud. Esas esperanzas se convierten en metas que motivan, que impulsan, que nos sacan una sonrisa y que sirven para centrarnos, para que no nos salgamos de un camino que no siempre es fácil de seguir.

Ramón me recomendó que hablara con tu madre, que era fuerte y que debíamos afrontarlo juntos. Me costó enfrentarme a aquel momento. Jamás se me olvidarán la cara de susto de tu madre, al intuir que no le iba a decir nada bueno, cómo tu abuela se movía en círculos o el abrazo en el que nos fundimos, con esa sensación de cosquilleo por no tener suelo en los pies. Tu madre, durante esos seis meses, fue dura, cariñosa y también supo ser paciente conmigo. Ella ya era consciente de que llevaba otra vida en su interior y que, al contrario de lo que yo pensaba, la hacía más fuerte.

Te quiero,

PAPÁ

Solo quiero ser un padre que valore la vida de su hijo

18 de enero de 2023

Querido Alvarete:

Hace catorce años moriste en nuestros brazos. Te tuvimos como a un muñeco de trapo los minutos que tardó en llegar la ambulancia. Antes tuvimos que intentar reanimarte, guiados por la médica que había al otro lado del teléfono. Parecías no reaccionar. Tu madre y yo te creímos muerto.

Desde aquella noche, tu enfermedad pasó de ser una potencial amenaza agazapada a una realidad que avanzaba con gran rapidez flanqueada por todas sus huestes. Dejaste de hablar y de evolucionar en muchos sentidos; en otros nunca has dejado de hacerlo. Echo de menos cómo me llamabas y me decías: «*Te tero*, papá». ¿Puedes creerte que perdí la grabación que llevaba conmigo en el móvil para levantarme el ánimo? Aún hoy no me explico cómo pude ser tan torpe, pero quizá era lo que necesitaba para seguir adelante.

Te preguntarás a qué viene recordar otra vez aquellos días. Muchos no lo entenderán, pero a mí me ayuda a ponerlo todo en perspectiva. Me dolería olvidarlo porque me llevaría a desesperarme por tus acciones y enfadarme como si todo fuera culpa tuya, cuando nada lo es.

Tengo muy presente lo que te ocurrió, pero no puedo comprender lo que te toca vivir. Me sorprenden tus carcajadas, tus abrazos y tus caricias. Mi mente no alcanza a entender cómo es posible dar esos frutos viviendo tal calvario.

Desde que todo ocurrió, he vivido en la incertidumbre, buceando en aguas desconocidas. Me he ahogado varias veces, tantas como he revivido. He sentido miedo al dormir y alivio al despertar, pero no me he rendido, porque no me has dejado. Si tú eres capaz de sonreírme y abrazarme, cómo justificar mi rendición.

Eres mi mayor ejemplo, mi mayor motivación y mi mayor debilidad. Me muestras un espejo de dos caras, donde veo lo peor y lo mejor de mí: el cansancio y la debilidad, que no me permiten estar siempre a tu altura, y la capacidad de amarte como el primer día.

A diario me esfuerzo por no ser un triste que lo ve todo negativo, pero tampoco quiero ser un loco que no acepte tu realidad, ni un soñador que viva de ilusiones. Solo quiero ser un padre que valore la vida de su hijo, en su justa y rebosante medida. Y esto no siempre es fácil, ya que a veces es más sencillo dejarse llevar por la autocompasión. Ya sabes, la cultura del «yo más».

No puedes pretender ser perfecto, nadie lo es. Cuando fallas, al igual que cuando la vida te golpea, tienes que levantarte rápido y centrarte en el siguiente objetivo. Lo más importante es la perseverancia y no venirse abajo. Si lo consigues, triunfarás.

Ser padre no siempre es fácil; tendemos a idealizar a nuestros padres y, al no vernos reflejados en esa elevada realidad sobre las personas que más queremos, puede llevarnos a bajar los brazos. Lo importante de los objetivos es que sean realistas y no idealistas.

Nos creemos muy importantes y muy listos, yo el primero, lo que ocasiona que pensemos que todo lo bueno que nos pasa es gracias a nosotros y que todo lo malo es culpa de los demás o de la mala suerte. Pero tendríamos que ser más conscientes de que sale el sol sobre malos y buenos, y llueve sobre justos e injustos.

Tu enfermedad ocurrió, no es culpa de nadie. De nada serviría buscar culpables o compadecerse por la mala fortuna. No te devolvería la salud, pero sí podría quitárnosla. Al igual que cuando nos pasan cosas buenas, no buscamos en un actor externo la culpa, aquí quizá sí que deberíamos ser más perspicaces. Por una cuestión de puro egoísmo, deberíamos aprender a alegrarnos más y a ser más agradecidos, pues así seríamos más felices.

Imagina que el último día de tu vida te conceden un deseo, tu último y más importante deseo. Después todo se acaba. ¿Qué pedirías? ¿Dinero, fama, poder? ¿O pedirías reconciliarte con tu padre, un hermano o un amigo? ¿O tener la oportunidad de decir «te quiero» o abrazar por última vez a un ser querido? Olvidamos que las cosas más importantes están al alcance de nuestra mano. Esperemos que no llegue el día en que nos arrepintamos de todos esos abrazos y besos que hemos dejado de dar.

Te quiero,

Papá

Pequeños milagros cotidianos

10 de diciembre de 2024

Querido Alvarete:

A veces, lo más fácil es perderse en lo que nos falta, en lo que anhelamos. Parece siempre tan lejano, tan inalcanzable... Esa melancolía que nos invade, que recorre todo nuestro cuerpo... Es tan tentador dejarse embriagar por ella y sumirse en un estado de catarsis... Esta sensación se acrecienta cuando compartimos las historias del fin de semana con amigos o cuando hablamos de nuestros planes para el próximo puente. Sus «aburridas» vidas parecen tan inalcanzables que lo más sencillo sería dejarse llevar por la nostalgia.

Sin embargo, cada día está lleno de pequeños milagros. Cosas sencillas que pasan desapercibidas para la mayoría, pero que para nosotros son gigantescas y tienen el poder de iluminar incluso los momentos más oscuros. Es una pena que la gente no sepa valorar la fuerza de una sonrisa.

Pienso en los días en los que las cosas parecen no avanzar,

en los que cualquier problema se convierte en todo un desafío. Esos días en los que el agotamiento, tanto físico como emocional, pesa como una mochila cargada de piedras. Pero entonces, Alvarete, vemos en ti algo aparentemente pequeño, una sonrisa, una carcajada, una mirada traviesa, y se me olvidan todos mis problemas. La mochila deja de pesar, no porque no esté colgada en mis hombros, sino porque las piedras parecen convertirse en plumas. Es lo que tiene poner las cosas en perspectiva y valorarlas en su justa medida.

La vida nos ha enseñado a redefinir lo que significa un logro. Para otros, tal vez sean las notas de un examen, un ascenso en el trabajo o una medalla en una carrera. Para nosotros, los logros son más sutiles, pero no menos grandiosos: una noche de sueño sin interrupciones, un día sin enfados, una comida relajada... Son esas cosas que antes presuponíamos, pero que ahora celebramos por todo lo alto.

Hay quienes miden la felicidad en grandes eventos, en momentos que parecen sacados de películas. Pero tú, Alvarete, nos enseñas cada día que la felicidad está en lo simple, en lo que muchos dan por hecho. Da igual cómo haya transcurrido el día, los dolores que hayas podido tener o las trastadas médicas que te hayan hecho, siempre, cuando llega el momento de tumbarte en la cama, abrazas la almohada y me sonríes como agradeciendo todo lo vivido. Te cuesta dormir y una vez dormido no estás mucho tiempo, pero te da igual, ese instante lo disfrutas como el que más. No piensas ni en el pasado ni en el futuro, te dedicas a disfrutar del presente.

Estos pequeños milagros cotidianos no llegan envueltos en fuegos artificiales, no hay luces que nos deslumbren para advertirnos que están ocurriendo. Al igual que ocurre con los tesoros más preciados que se esconden en los lugares más recónditos esperando a ser descubiertos, tenemos que ser nosotros los que los busquemos e identifiquemos esos milagros, puesto que llegan de forma humilde, silenciosa, pero llenan el alma de un modo que pocas cosas pueden igualar.

Recuerdo una noche que te despertaste, te levantaste de la cama y fuiste a la cocina sin apenas hacer ruido. Abriste el armario, cogiste un vaso y te las apañaste para llenarlo de agua. Ya eras todo un tiarrón y nunca lo habías hecho hasta entonces. El mundo no se detuvo para celebrarlo, quizá lo haga cuando aprendas a cerrar el grifo, pero nosotros sí lo celebramos. Para tu madre y para mí fue como si te hubieras doctorado.

Estos episodios cotidianos también nos han enseñado a ser más humildes, a reconocer que la vida no está bajo nuestro control y que a veces solo podemos intentar hacer lo mejor posible con lo que tenemos, pero que no debemos pararnos, hemos de seguir hacia delante disfrutando de cada minuto a pesar de los contratiempos.

Sin embargo, para poder valorar cada instante es fundamental que seamos conscientes de que estos no llegan sin su cuota de lucha. ¿Cuántas noches en vela hemos pasado? ¿Cuántas lágrimas silenciosas hemos derramado? ¿Y cuántas oraciones hemos susurrado? Todo ello hace aún más especiales esos momentos: saber que detrás hay una historia de amor incondicional que lo mueve todo.

La vida no se mide por la ausencia de dificultades, sino por cómo las enfrentamos. A menudo pienso en cómo la sociedad define el éxito y la felicidad. Parece que todo está diseñado para medirnos con reglas que no tienen en cuenta la diversidad de las vidas que llevamos. Pero tú, con tu forma de ser, me demuestras que el verdadero éxito está en vivir cada día con amor y gratitud. Me enseñas que no necesito cumplir con los estándares de otros para encontrar plenitud en mi vida.

Uno de los milagros más grandes que me has regalado, Alvarete, es el de cambiar mi perspectiva. Antes me era fácil caer en la trampa de la autocompasión, de sentir que el mundo me debía algo por las dificultades que enfrentaba, pero tú me has mostrado que la vida no nos debe nada: somos nosotros quienes estamos en deuda con ella y tenemos la obligación de buscar un propósito en todo lo que hacemos. También en eso me has ayudado, dándome el mejor de los objetivos: amar sin medida a los míos.

Alvarete, estos pequeños regalos que nos haces son como las estrellas: no son visibles si no apagas la luz, pero una vez que lo haces, que eliminas toda contaminación del exterior, brillan con tal fuerza que iluminan la oscuridad, marcando el camino.

Te quiero,

PAPÁ

Sentimientos

2 de diciembre de 2024

Querido Alvarete:

Últimamente estás con muchos problemas conductuales. Saltas sin previo aviso y sin motivo aparente. Llevarte en coche se ha convertido en todo un desafío para tu madre y tus hermanas, y lo peor es que no sabemos cómo podemos encauzar la situación. Estos momentos de agitación los estás combinando con otros de excesiva tranquilidad, estando especialmente cariñoso. Al final del día, te acercas a mí, dejas caer tu cabeza sobre mi pecho y permaneces tranquilo por unos segundos, mostrando una calma que no es propia de ti.

Le doy muchas vueltas a la situación para tratar de buscar una solución —aparte de la medicación— a esas arrancadas. Pienso que puedes estar padeciendo algún tipo de dolor que te haga comportarte así y no estamos sabiendo verlo. Recuerdo hace unos años que pasaste una época particularmente mala, fue tan dura que te llevamos a hacer un chequeo completo al hospital. Después de muchas pruebas nos mandaron a casa sin haber encontrado una posible causa, más allá de la evolución previsible de una enfermedad neurológica degenerativa.

Al cabo de unos días, mientras te cambiaba el pañal de madrugada, con ambas manos ocupadas e iluminándome con una linterna en la frente, descubrí con horror que estabas inundado de un ejército de lombrices. Al día siguiente empezamos el tratamiento y pronto mejoraste ostensiblemente. No puedo dejar de pensar el tormento por el que tuviste que pasar, padeciendo esas molestias y sin poder expresarte para pedir ayuda. ¡Menuda tortura! Ahora tengo miedo de que algo parecido pueda estar pasándote, porque no encuentro explicación a esas arrancadas y a esos inusuales periodos de calma. Me recuerda a cuando algo duele mucho y, al desaparecer el dolor, el cuerpo reduce tanto su estado de alerta que se queda relajado por completo.

Todo esto me lleva a pensar la cantidad de veces que juzgamos precipitadamente a las personas por sus actos y olvidamos sus circunstancias. Tu abuela siempre me ha dicho que se puede juzgar el acto, pero no a la persona, y es una gran verdad. A lo largo de la historia, a las personas con problemas mentales se las ha encerrado, privado de su libertad, apartado del mundo para que no molesten. Olvidamos que son esclavos de sus propias circunstancias y que no tienen más culpa que nosotros por sus actos, pero sufren doblemente sus consecuencias. Por eso sueño con que se creen recursos que les den vida y no que se la quiten, ya que no hay mayor suplicio que una vida sin amor.

¿Cómo explicarle a alguien ajeno lo que personas como tú pueden llegar a sentir por momentos? Lo intentaría con este símil: imagina que te pica la pierna, una picazón intensa, y, por más que lo intentes, no puedes mover las manos para rascarte. Intentas con todas tus fuerzas que alguien lo entienda, pero no puedes hablar, no puedes moverte, no hay forma de señalarlo. La picazón va en aumento y, con el paso del tiempo, ya no es solo una molestia, sino un dolor constante. Te invade la desesperación, porque lo único que quieres es un alivio que no llega. Lo mismo te pasaría si tienes una sed extrema y no puedes pedir un vaso de agua. Si no puedes comunicar tus necesidades básicas, estas se convierten en un tormento. ¿Cómo reaccionarías si te duele tanto la cabeza que te cuesta hasta mantenerte en pie y, aun así, te obligan a andar y salir de casa? Es complicada la situación porque no puedo volverme paranoico pensando en todo lo que puedes estar sintiendo, ya que me impediría avanzar y poder cuidarte como mereces, pero a la vez tengo que ser lo bastante consciente de que no entiendo por lo que pasas, para intentar que estés lo mejor posible.

Cuando sonríes —la mayor parte del día— sé que estás bien, y cuando no lo haces, intento ser yo el que te sonría y te abrace para que sepas que nunca estarás solo; dándote lo mejor que se puede recibir: amor. Cuando enfermaste, fuimos a muchos neurólogos. Recuerdo que uno de ellos me sorprendió porque nos recibió tirado en el suelo, con ropa de calle, te cogió sin decir nada y empezó a jugar contigo. Después de un rato, te dejó jugando en el suelo —por aquel entonces aún tenías un juego simbólico y te encantaban los coches—, se sentó en una silla, al lado de tu madre y de mí, y nos confirmó nuestros peores temores. Yo le pregunté qué podía hacer. Él me contestó: «Sonríe, aunque no tengas ganas, porque así te encontrarás mejor y podrás ayudar más a tu hijo». Con el tiempo, entendí que aquel médico poco convencional tenía mucha razón: la sonrisa es el mejor antidepresivo que existe y por eso siempre que te veo sonrío.

Los problemas y dificultades no son el resultado de un universo que conspira contra nosotros, ni de un dios que nos pone a prueba. Están ahí para que podamos aprender y crecer, para hacernos mejores personas. Sin ti, estoy convencido de que habría sido un gilipollas; no digo que ahora no lo sea, pero al menos mis escalas de valores, mis objetivos y tantas otras cosas ahora tienen sentido. Dicho esto, no te voy a engañar: habría preferido serlo, pero que tú estuvieras bien. Siento como si te hubieras sacrificado para salvarme, cuando debería haber sido yo quien se sacrificara por ti.

Te quiero,

PAPÁ

Educación y comprensión

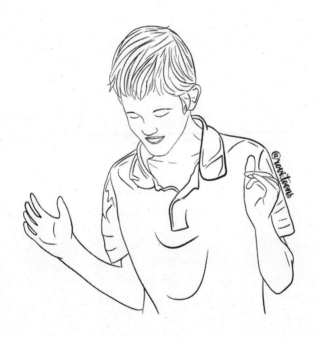

Aprendizajes

16 de marzo de 2024

Querido Alvarete:

No conozco a todos los padres que están en nuestra misma situación, pero me siento profundamente unido a ellos, como compañeros de este viaje de amor, lucha y esperanza. Me gustaría decirles que no se preocupen, que todo irá bien, pero no soy de los que sueltan frases hechas y vacías. La vida me ha enseñado que, para que las cosas vayan de verdad bien, hay que ponerse en marcha. Y hoy quiero compartir contigo lo que he aprendido en este camino que emprendimos juntos hace tiempo.

Alvarete, el cansancio es, sin duda, nuestro gran enemigo. Saca lo peor que llevamos dentro, nos bloquea y no nos deja pensar con claridad, haciendo que actuemos de manera errática. En ocasiones, me ha llevado a pensar o decir cosas de las que después me he arrepentido.

Los superhéroes no existen, todo el mundo necesita descansar y desconectar un rato, es parte inherente a todo trabajo. Es fundamental descansar, no verlo como algo malo y, por supuesto, no avergonzarse de ello. No se está incumpliendo con el deber de padre; al revés, se está haciendo lo que se tiene que hacer para ser mejores padres. El cansancio puede llegar a provocar más discusiones y, aunque no son agradables ni deseables, debemos saber distinguir lo que proviene del corazón de lo que proviene del cansancio, aprendiendo a perdonar estas últimas y recordando las primeras.

Enfrentarme a tu enfermedad no ha sido fácil. Recuerdo perfectamente los primeros meses desde que supimos tu diagnóstico. Por fuera trataba de estar fuerte, pero por dentro me sentía roto. El miedo, la rabia y la confusión se mezclaban y dificultaban avanzar. Mamá y yo queríamos estar en todo: en los médicos, en tus terapias, contigo por la noche..., pero sentíamos que, si uno de nosotros no estaba, estábamos fallando. Con el tiempo aprendimos que no se trata de cargarlo todo a la vez, sino de compartirlo, de ser un equipo.

Hay que vencer ese rechazo inicial y aprender a dividirse las tareas, a compartir la carga y no a multiplicarla, pero no en función de un modelo de 50/50, que nos acabaría llevando al fracaso, sino desde el prisma de pertenencia a un equipo. Esta visión de equipo consiste en no llevar un marcador que señale lo que hace cada uno, sino en apoyarse mutuamente en cada momento en función de las fuerzas o energías que tenga cada uno. Habrá momentos, incluso temporadas, en las que uno tenga que asumir un papel más protagonista y en otros momentos será al contrario.

Harry S. Truman dijo: «Es increíble lo que se puede lograr si no te importa quién se lleva el crédito». Aquí podríamos decir: «Es increíble lo que se puede lograr cuando no importa quién hace qué, sino que cada uno aporta sus capacidades y fuerzas en función de las necesidades del momento». Lógicamente, esto solo es válido si existe una verdadera generosidad recíproca en la pareja.

Recuerdo cómo al principio, cuando intentaban darme ánimos, por dentro pensaba que ojalá se callaran, que no sabían lo que decían, porque nunca se habían enfrentado a lo más duro: la enfermedad de un hijo. No tengo razón para pensar así, pero sí motivos porque vivo en medio de una gran tormenta. Si diera rienda suelta a estos pensamientos, aparte de engañarme a mí mismo, acabaría en un estado de autocompasión constante que me llevaría a la inacción, y así nunca mejoraría mi situación ni la tuya.

Realmente no importa cómo de injusta haya sido la vida contigo o conmigo, si hay gente que sufre más o menos, lo único importante es cómo reaccionas ante las cosas, buenas o malas, que te van ocurriendo. Y esa actitud positiva y activa, que tienes que encontrar, es la que te llevará a mejorar la situación y a ver la vida de diferente manera. Da igual lo que pienses, da igual lo que creas, no puedes cambiar el pasado, pero sí construir el futuro.

Sobrellevar la enfermedad de un hijo sin ayuda es muy complicado, yo no sabría cómo hacerlo. Si no pides ayuda nada más empezar, cada vez te será más complicado solicitarla y más difícil a los demás poder dártela. En nuestro caso, Alvarete, las personas que no nos ayudaron contigo de pequeño es muy poco probable que puedan hacerlo ahora de mayor porque se han perdido todos los estadios intermedios y esto les dificultaría enormemente poder conectar contigo; no imposible, pero sin duda sí más complejo.

Hay que confiar en las personas que tenemos cerca y darles la oportunidad de ayudarnos. Todos deseamos poder ser útiles a nuestros seres queridos, dado que no hay nada comparable a poder servir a los demás.

A veces la respuesta más sencilla es la correcta y, en este caso, más que en ningún otro. Cuando pienso por qué hago todo lo que hago por ti (los sacrificios, los esfuerzos, las renuncias...), pueden venirme muchas respuestas a la cabeza: porque es mi obligación, porque es lo correcto, porque eres mi hijo, porque tú lo harías por mí... Todas estas respuestas son válidas, pero, al final, no lo hago por ninguna de ellas, lo hago simple y llanamente por AMOR, con mayúsculas. Por eso lo hago, por eso no desfallezco, por eso llevo la cabeza alta y por eso nunca me rendiré, porque el AMOR es la fuerza más poderosa que existe, y quien no lo haga por este motivo acabará claudicando.

Hay que ser conscientes de que entramos en una vida distinta, más compleja y exigente. Una vida de sacrificio que solo es posible de sobrellevar desde el amor, que con el tiempo nos dará una nueva perspectiva y una mayor trascendencia, forjando entre nosotros una conexión más profunda, enseñándonos el verdadero significado de la compasión y revelándonos el inmenso poder de la solidaridad.

Podría seguir escribiendo incontables páginas con millones de consejos, algunos más acertados que otros, fruto de los años vividos contigo, pero siempre estarían incompletos. Mi aprendizaje a tu lado es un viaje sin fin y este es precisamente el último consejo y más importante: no se puede dejar de disfrutar de un hijo, de aprender con él, de reír juntos y de gozar el tiempo compartido.

Sin duda, sentiremos un cansancio abrumador que intentará sacar nuestra peor versión, pero si luchamos unidos con generosidad, confiando plenamente en aquellos que nos quieren y pidiendo ayuda desde el principio, el AMOR que siento por ti hará el resto. Y transformará cada desafío en una lección de vida, una vida donde te has convertido en mi mayor maestro, enseñándome que el cambio empieza siempre por una sonrisa.

No tengamos miedo. No estamos solos, Alvarete. Hay mucha gente que nos quiere.

Te quiero,

PAPÁ

Tomar decisiones

14 de diciembre de 2021

Querido Alvarete:

Qué complicado es tomar decisiones, y si estas implican a un hijo, más aún. No nos enseñan a tomarlas y, lo que es más importante, a estar tranquilos cuando lo hacemos. Nos autojuzgamos en función del resultado de estas, olvidando que no siempre es el mejor indicador de si una decisión ha sido acertada o errónea.

El otro día nos invitaron a tu madre y a mí a dar una pequeña charla en un curso para matrimonios jóvenes. Fue muy interesante porque nos hicieron algunas preguntas de las que te hacen pensar y reflexionar sobre cómo lo estás haciendo como matrimonio. Una de las que más me llamó la atención nos la hicieron casi al final. Cuando estábamos recogiendo, se nos acercó un matrimonio y nos preguntó cómo hacíamos para tomar las decisiones sobre ti y si nos habíamos arrepentido de alguna de ellas. De pronto, recordé las decisiones sobre operaciones, cambio de colegio, tratamientos, incluso las laborales que tomamos por ti...

La respuesta a la pregunta no es fácil porque uno tiene sus demonios y es difícil ver con claridad las consecuencias de las decisiones tomadas. Siempre nos convertimos en el peor de los jueces a la hora de juzgar nuestros actos. Y si las cosas no van como uno quisiera, es sencillo que nos vengamos abajo culpándonos de nuestra falta de acierto en la elección de caminos.

Pero realmente la respuesta es simple, al menos a la segunda parte de la pregunta que formuló ese matrimonio, y es que no nos arrepentimos de ninguna decisión tomada sobre ti. Además, así debe ser, no cabe otra opción; no podemos saber con certeza qué habría pasado si hubiéramos decidido algo distinto, si hubiéramos escogido otros caminos... Perder el tiempo pensando en estas cosas solo nos llevaría a dudar de nosotros mismos y nos dificultaría poder tomar futuras decisiones, lo que no podemos permitirnos bajo ningún concepto.

Entiéndeme: no estamos hablando de decidir si lanzo una campaña de ropa en una fecha u otra, o de si saco al mercado un producto con unas características u otras... Estamos hablando de decisiones vitales, que no tienen marcha atrás y que no podemos comparar con las de otros para saber qué habría pasado si hubiera ido por otra senda. Cuando decidimos ir por la vía de operarte, tomamos una decisión que solamente una parte de los médicos respaldaban, y cuando aceptamos el riesgo de que te extirparan el temporal derecho, sabíamos los desafíos que eso conllevaba, incluido el no volver a oírte decir: «*te tero*, papá». No obstante, tu madre y yo tuvimos que tomar decisiones y lo hicimos. No sabemos qué habría pasado o cómo estarías si hubiéramos tomado otras, pero nos sentimos orgullosos de haberlas tomado.

Realmente solo me arrepiento de no haberlas tomado antes. El único que se equivoca es el que no actúa. Me lo has oído decir muchas veces. Sin embargo, hasta que tu madre me pegó aquella colleja al salir del médico, cansada de verme en un estado de pasividad, no reaccioné; me dejaba llevar por la situación y básicamente era una persona reactiva a los acontecimientos que iban sucediendo alrededor de ti. El no haber cogido el toro por los cuernos antes y haber empezado a tomar decisiones al principio de tu enfermedad es de lo único de lo que me arrepiento. Pero de nada sirve martirizarme, pues solo me restaría fuerzas y confianza, y no se puede cambiar el pasado.

Respecto a la primera parte de la pregunta —¿cómo hacíamos para tomar decisiones sobre un hijo enfermo?—, es mucho más compleja de contestar y quizá para entender la respuesta habría que haberlo vivido previamente. Así que, más que una respuesta, daré un par de consejos que a tu madre y a mí nos son útiles.

Cuando estudié el EMBA teníamos una asignatura de «toma de decisiones»: te enseñaban cómo tomarlas, con o sin incertidumbre, la teoría de juegos, los árboles de decisión…, pero cuando llegas a la realidad y te enfrentas a la enfermedad de un hijo, todo eso sirve de poco. ¿Qué árbol de decisión aguanta la probabilidad de perderte por decidir operarte? ¿Cómo ser racional cuando está en juego la vida de un hijo y llevas meses sin dormir?

Santo Tomás de Aquino decía que un hombre tiene libertad de elección en la medida en que es racional. No le llevaré la contraria, pero creo que algo de irracionalidad (vista como esperanza e ilusión) es necesaria para alimentar la hoguera de la racionalidad, ya que a veces la realidad es tan dura que nos puede llevar a rendirnos. En nuestro caso, tu madre transmite la necesaria ilusión y esperanza en tu futuro, y yo soy el racional que no baja los brazos por mi compromiso con ella. Este equilibrio nos ayuda a tomar decisiones valientes, pese a ser racionales. Si la irracionalidad es debida a la desilusión y falta de esperanza, normalmente se acaba por no tomar decisiones pensando que no sirven de nada.

Mi segundo consejo sería tomar las decisiones atendiendo a la conciencia. Decía Cicerón: «Mi conciencia tiene para mí más peso que la opinión de todo el mundo», y así es. A largo plazo, las decisiones que no se toman te pasan factura. Cuando fuimos a Grenoble a operarte, una trabajadora social nos dijo que estábamos perdiendo el tiempo, que no tenías solución y que únicamente íbamos a conseguir desgastarnos como matrimonio por el esfuerzo que conllevaba. Lo que ella no entendía es que no era locura lo que nos impulsaba, sino que era nuestra conciencia, que no paraba de gritar que teníamos que hacer todo lo posible. Sin duda habría sido mucho más fácil quedarnos en casa, pero si el médico del que decidimos fiarnos, el gran doctor Jaime Campos Castelló (D. E. P.), nos recomendó ese camino, ¿cómo podríamos, en conciencia, negarnos?

No sabemos si hemos tomado buenas o malas decisiones. Con todo, lo que sí sabemos es que estamos tranquilos con las tomadas, y eso es lo más importante.

Te quiero,

Papá

El futuro es nuestro

23 de enero de 2017

Querido Alvarete:

Muchas veces, ante situaciones complicadas como la de tener un hijo con discapacidad, te recomiendan que vivas el momento y no pienses en el futuro, esa famosa teoría del *carpe diem*. Recordándote que cada día tiene su afán y que pensar en el futuro no va a traerte nada bueno.

Al principio de tu enfermedad, he de reconocer que esta teoría me ayudó. Hacía que no le diera tantas vueltas a la cabeza y que me preocupara solo por el presente. Sin embargo, a medida que pasaba el tiempo, empecé a enfrentarme conmigo mismo. Toda mi vida me habían enseñado que había que trabajar pensando en el futuro, y no lo estaba haciendo. Era como si hubiera guardado el futuro en el cajón del olvido, esperando que no me exigiera abrirlo.

Tampoco puede decirse que hubiese adoptado el papel de cigarra, despreocupándome de todo. Más bien parecía una hormiga que trabajaba para sostener el hormiguero, para que no se viniera abajo. No tenía tiempo para recoger alimentos para el invierno. En realidad era así: el día a día me desbordaba, las noches me asustaban y pensar en el futuro no hacía otra cosa que paralizarme y hacerme sentir más ineficiente.

Con el paso del tiempo empecé a asentarme y entonces conocí a otros padres con problemas similares; no obstante, muchos de ellos tenían una gran ventaja sobre mí, la experiencia. Sus hijos eran mayores y ya habían pasado por mi situación, por lo que podían aconsejarme.

Después de hablar con ellos, la conclusión fue devastadora: ¡el futuro es más complicado! Tú crecerás, hijo mío, y con ello crecerán también tus necesidades y nuestros retos. No será igual de «fácil» encontrar un centro de día u ocupacional que un colegio. Manejar tu día a día de adulto no será igual de «fácil» que cuando eras niño. Este pensamiento, que al principio me asustó, terminó por enseñarme algo muy valioso.

Lo curioso era que, en general, veía a esos padres mejor que a mí, más descansados, más relajados. Tenía que saber cómo lo hacían. Si se los veía así de bien, debía de haber esperanza.

Tras hablar con ellos, entendí algo fundamental: la clave está en la anticipación. Después del choque inicial que supone asumir una enfermedad como la tuya, ellos lograron estabilizarse. Y una vez que lo hicieron, empezaron a pensar y preparar el futuro con tiempo. De esa manera, el futuro no los sorprendió desprevenidos, sino que llegaron a él con las herramientas necesarias para disfrutarlo.

Es cierto que asusta pensar en el futuro. No sabemos lo que te deparará la vida ni lo que será de nosotros. Pero, al final, es lo mismo para todos. Nadie sabe qué pasará mañana: si nos atropellará un coche, si encontraremos un amigo perdido, si nos enamoraremos o incluso si nos tocará la lotería. El futuro está por escribir tanto para ti como para mí. Lo importante es tener preparada la tinta para escribirlo juntos.

Si al mirar hacia delante veo nubarrones en el cielo y piedras en el camino, ¿no sería mejor prepararnos para enfrentarlos? ¿No sería un error dejarlo todo en manos del destino? Un día de lluvia en mitad de la montaña puede ser horrible si te pilla desprevenido, pero puede ser el mejor día de tu vida si te encuentras preparado con la ropa y el calzado adecuados.

Mi consejo, hijo, es que no debemos asustarnos ante el futuro. Hay que prepararlo, plantarle cara y afrontarlo con la mejor actitud. De este modo, pase lo que pase, ya llueva, truene o salga el sol, estoy seguro de que nuestro futuro será maravilloso. Y, lo más importante, lo será porque tú estarás a mi lado.

Te quiero,

Papá

Paciencia y determinación

9 de noviembre de 2021

Querido Alvarete:

Este fin de semana ha sido complicado. Nos has llevado a tu madre y a mí hasta el límite de nuestras fuerzas. Reconozco que el domingo por la noche, cuando por fin te quedaste dormido, sentí un cierto alivio al pensar que al día siguiente era lunes. ¡Quién me lo habría dicho hace unos años!

En un momento dado del domingo, te subí al coche para darte una larga vuelta (casi dos horas), ya que, como bien sabes, esto suele relajarte mucho desde que eras pequeño. Mientras dábamos vueltas por los alrededores, vi a un matrimonio amigo con sus hijos paseando; iban cogidos de la mano hablando tranquilamente, al tiempo que los críos correteaban en torno a ellos. Me dio mucha envidia, sana, pero envidia. Me pregunto si son conscientes de la suerte que tienen de poder pasear con despreocupación en familia mientras hablan de sus cosas. Es muy probable que no lo sean, ya que no solemos valorar lo que tenemos hasta que lo perdemos.

Por algún motivo, después me puse a reflexionar sobre nuestros largos periodos de hospitalización en Grenoble. La última vez fueron dos meses seguidos. La mayor parte del tiempo estuvimos en la Unidad de Neurología, donde estaban ingresados adultos con problemas psiquiátricos. Recuerdo que por la noche se oían sus lamentos, y algunas veces se escapaban y entraban en nuestra habitación con la mirada totalmente perdida.

La experiencia me dejó marcado para siempre, aunque no de manera negativa. Me ayudó a ver y enfrentarme a la vida de forma distinta, enseñándome la importancia de la compasión, la paciencia y la determinación.

Compasión..., hacia el prójimo evitando autocompadecerse. Todos creemos que nuestros problemas son los más importantes y que los del resto apenas tienen importancia; qué fácil es resolver la vida a los demás y qué difícil hacer lo mismo con la nuestra. Sin embargo, si somos capaces de empatizar con el sufrimiento ajeno, seremos capaces de observar con más claridad nuestros propios problemas y, por tanto, la solución. A mí, personalmente, la estancia en Grenoble me ayudó a relativizar, por primera vez, la situación que estábamos viviendo.

Paciencia..., pero no la entiendas como complacencia o inactividad, sino como todo lo contrario. Una espera activa y decidida hacia un objetivo. Desde que empezamos a hablar con los médicos de tu caso hasta el día de la última operación pasaron años. Tu madre y yo tuvimos que aprender a no tirar la toalla y estar tranquilos y a la vez ser insistentes. Los últimos meses en Grenoble pusieron a prueba esa paciencia.

Pero, por fortuna, acabaron por consolidarla y nos ayuda a manejar tu enfermedad.

Determinación..., qué importante es a la hora de conseguir que las cosas salgan adelante. Nos pasamos la vida quejándonos, perdiendo el tiempo pensando en las «injusticias» del pasado, y eso nos bloquea tanto para disfrutar del presente como a la hora de tomar decisiones de cara a nuestro futuro. Olvidarnos de «¿por qué tú?» y centrarnos en «porque tú».

Es fácil olvidar estas lecciones y caer de nuevo en los mismos errores. Me pasa a menudo, por lo que tiendo a teletransportarme a Grenoble para recordarlas y, una vez que lo hago, olvido rápidamente lo malo para centrarme en las cosas buenas. Me apenaría no ser capaz de gozar de la experiencia de vivir y pasarme la existencia poniendo mis esperanzas en el futuro y, mientras este llega, limitarme a sobrevivir, dejando de disfrutar del camino.

Debemos estar alerta, no vaya a ser que, de tanto reflexionar sobre las injusticias del pasado y poner nuestras esperanzas en el futuro, nos pase como a Jan (dios romano del presente y del futuro): tenía dos cabezas, una mirando hacia el pasado y otra hacia el futuro, de manera que no tenía presente ni, por ende, futuro.

Te quiero,

PAPÁ

Momentos sencillos

16 de diciembre de 2024

Querido Alvarete:

Estos días están siendo una tormenta de emociones. A los problemas habituales se les está sumando que estás muy agitado. Esa intensidad está mermando las energías de tu madre y las mías. La situación nos está desbordando y hace que nos sintamos muy cansados. Y ya se sabe lo que pasa cuando uno está agotado, al límite de sus fuerzas: todo se le hace un mundo y tomar decisiones se vuelve complicado.

El otro día, en un ataque de ira que tuviste, le diste un golpe a tu madre y ella se puso a llorar ante la impotencia que le provocaba la situación. Ver llorar a tu madre es una de las cosas que más me duelen, y más aún cuando no sé cómo calmarla. ¿Qué podría decirle para consolarla? Su dolor va más allá del propio golpe; es enfrentarse a tu realidad, que dista mucho de lo que ella soñaba cuando naciste.

Además, por si fuera poco, los resultados de las pruebas

médicas nos han vuelto a recordar que tu enfermedad nunca ha dejado de avanzar, a pesar de que nosotros no seamos conscientes. Esto me genera un estrés constante, por querer actuar y no saber cómo. Hasta ahora, me he ido enfrentando a todos tus problemas médicos como un elefante en una cacharrería, buscando la mejor solución sin importar dónde estuviera, pero esta vez es diferente: no encuentro a nadie que nos dé un soplo de esperanza.

Cuando la situación nos sobrepasa con problemas tan relevantes, tiendo a focalizar mis «quejas» hacia problemas menos importantes, más pequeños, que sí pueden tener una solución relativamente fácil. Mucha gente me pregunta por qué pongo tanto interés en algo en apariencia tan ligero cuando tengo problemas más graves. La respuesta es sencilla: despejar mi cabeza con otras cosas solucionables y, mientras tanto, ir ganando confianza para enfrentar las importantes. No sé si es una buena técnica o no, pero a mí me funciona.

La mente puede ser implacable cuando uno está exhausto, y ahora se acercan unas vacaciones en las que, mientras los demás descansarán, yo tendré que dar el doble de mí para poder seguir tu ritmo. En esos momentos duros siempre me viene a la cabeza si, en realidad, vale la pena todo el esfuerzo. Y aunque esa mente me haga dudar, tu sonrisa, tus abrazos y la luz que transmites siempre me responden con un «sí» rotundo.

Escuché una vez que no hay deber más sagrado que devolver el amor que hemos recibido. Siempre he creído que no existen personas intrínsecamente buenas o malas, sino personas que han sido amadas y otras que, por desgracia, no lo han sido. Quien ha recibido amor no puede más que ofrecer amor a los demás; es imposible que en su corazón brote odio.

Yo he tenido la fortuna de ser amado a lo largo de mi vida,

empezando por tus abuelos, que hicieron que siempre me sintiera querido y cuidado; siguiendo por tu madre, cuya unión conmigo va mucho más allá de unos anillos y unas palabras pronunciadas frente a un altar; y, finalmente, por ti y tus hermanas, que con cada sonrisa y cada pequeño gesto me recordáis lo que realmente importa. Por eso, aunque a veces el cansancio pese como una losa, nunca podré negarte lo más valioso que tengo: mi amor.

Alvarete, me has enseñado que la vida no necesita grandes eventos para ser grandiosa. No hace falta viajar a lugares lejanos, ni esperar a ocasiones especiales para hallar la felicidad. Está aquí, en los momentos que compartimos, en las pequeñas victorias diarias, en tus risas y en tus abrazos, que parecen detener el tiempo. Tú me regalas esos momentos cada día, y lo siento si alguna vez no he sabido agradecértelos suficientemente.

Como diría Séneca: «La adversidad es el momento en que uno se descubre a sí mismo». Y aunque esta lucha nos desborda, en cada sonrisa tuya descubrimos nuestra verdadera fuerza. Tú, hijo mío, me has enseñado que, incluso en medio de la tormenta más fuerte, el amor siempre es nuestro refugio. Y mientras sigas aquí conmigo, no habrá batalla que no esté dispuesto a librar por ti.

Te quiero,

Papá

Aprendiendo a levantarse

19 de diciembre de 2024

Querido Alvarete:

La semana pasada tuve uno de esos días que es mejor olvidar. Cuando me desperté, todo apuntaba a que sería un buen día. Un amigo, que lo está pasando realmente mal, tenía una gran oportunidad de conseguir un trabajo, y un asunto pendiente de la fundación al fin iba a resolverse. Pero nada salió como esperaba. Mi amigo no consiguió el empleo, el tema de la fundación quedó sin solucionarse y, para colmo, recibimos los resultados de una prueba médica que te habías hecho y no fueron los que esperábamos. Por si eso fuera poco, al aparcar el coche, un tipo se me encaró alegando que casi le pego un golpe al suyo. Más tarde, cuando volví a donde había aparcado, descubrí que una de las ruedas estaba pinchada. En resumen, un día «redondo».

Llegué a casa agotado y confundido. No podía entender por qué la vida me apaleaba de esa manera, sin darme siquiera un segundo para respirar. Y sí, así es como me sentía en esos momentos: con la respiración acelerada y la sensación de que el aire apenas llegaba a mis pulmones. Mi cuerpo estaba en modo de alerta, listo para defenderse, pero como no me iba a liar a golpes con la pared, el estrés se me iba acumulando sin poder liberarlo.

Me las apañé para disimularlo lo máximo posible y, cuando ya estabas dormido y tus hermanas camino de estarlo, me tiré en el sofá y puse la televisión para intentar desconectar la mente. Por azar, vi que echaban un documental sobre el legado de la Madre Teresa de Calcuta (*Amanece en Calcuta*). Empecé a verlo con cierto escepticismo, pero como estaba en modo «bajo consumo», no me apetecía discutir con la función «voy a tener suerte» y me dejé llevar.

Las imágenes y testimonios que se iban sucediendo me desgarraron el alma. ¿Cómo es posible que permitamos que haya gente que viva en esas condiciones? Ver la entrega de aquellas personas me hizo reflexionar sobre la suerte que tengo y, al mismo tiempo, sobre lo pequeños que pueden parecer nuestros problemas cuando se comparan con los de otros. Realmente las Misioneras de la Caridad son ángeles en la tierra, solo así se puede explicar la fortaleza que tienen para realizar la labor que llevan a cabo.

Te puedes imaginar que, una vez terminado el documental, la perspectiva de mi día era diferente. A mi amigo no se le había cerrado una puerta, se le había abierto un nuevo negocio que nunca se había planteado. Habíamos dado un paso más para resolver el asunto de la fundación, los resultados no eran los que queríamos, pero al menos decían que aún quedaba partido, y la rueda... bueno, la rueda me la iba a arreglar el seguro.

No te voy a mentir, al día siguiente me levanté mejor que como había llegado a casa, pero ni mucho menos tenía esa euforia emocional que sentí al terminar el documental. No hay remedios mágicos. La vida no funciona así.

En estos años, Alvarete, he aprendido algo que nunca habría imaginado: lo importante que es cuidar no solo de ti, sino de nosotros mismos. Tu cuidado, al igual que la vida, no da tregua, nos exige dar lo mejor de nosotros mismos, incluso cuando nos sentimos rotos por dentro. Nadie puede dar lo que no tiene, por eso es imprescindible buscar siempre, y más en esas épocas complicadas, algo que nos recargue las pilas. Un abrazo, una sonrisa o, incluso, el silencio de la casa cuando todos duermen son pequeños momentos que nos pueden servir para coger fuerzas.

Tu cuidado no es una carga, aunque a veces el mundo pese tanto que crea que me va a aplastar. Es muchísima responsabilidad, sí, pero también es un privilegio. Porque cuidar de la persona a la que quieres lo es, no todo el mundo puede permitírselo. Además, aprendo a ser más fuerte, a tener mayor paciencia y a encontrar en la sencillez del día a día motivos para seguir adelante.

Pero hay algo que me cuesta más de lo que me gustaría admitir. Lo que más me duele no son las noches en vela ni las pruebas médicas, ni siquiera esos días «redondos» en los que todo sale mal. Lo que duele es la impotencia: saber que, por mucho que luche, no puedo quitarte la enfermedad. Quisiera cambiarme por ti, llevar tu cruz.

El documental me recordó que las vidas más pequeñas, las que el mundo a menudo no ve, son las que más enseñan. Tu vida, Alvarete, tu manera de enfrentarte a cada día, a cada reto, es el mayor ejemplo que conozco. Aunque la gente no lo entienda, aunque piensen que solo sobrevives, yo, que soy tu padre, sé que luchas cada día como un auténtico titán. Porque tu vida no es solo esfuerzo y dificultades. Tu vida está llena de momentos que iluminan todo lo demás.

Te prometo, Alvarete, que nunca renunciaré a luchar por ti. Que, aunque el cansancio me tumbe, me volveré a levantar siguiendo tu ejemplo. Y si llega el día en el que la vida me deje sin aliento, te miraré para encontrar el aire que me falte. No importa lo que pase, nunca estarás solo. Siempre estaré a tu lado, dispuesto a dar guerra, porque tú me has dado una razón más grande que cualquier dificultad.

Aquel día fue duro, pero la rueda se repara, las puertas que se cierran abren caminos nuevos y, aunque no haya remedios mágicos, siempre encontraremos la forma de seguir adelante, mientras que permanezcamos juntos.

Te quiero,

Papá

Reflexiones sobre la vida

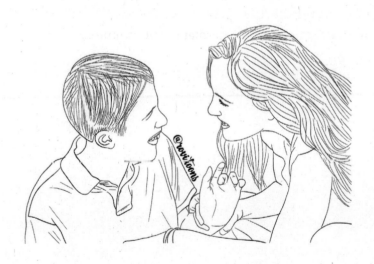

¿Por qué la libertad y la culpa tienen que ir de la mano

29 de febrero de 2024

Querido Alvarete:

Muchas veces me siento atrapado por la situación que vivimos. Veo cómo la vida va pasando y cómo con ella se van perdiendo oportunidades de disfrutarla, de saborearla. Aún me siento joven, rebosante de energía, y no me faltan ilusiones, pero no puedo disponer de mi vida como me gustaría. En definitiva, tengo planes y cuento con las capacidades para realizarlos, pero carezco de la libertad necesaria.

Si por un momento flaqueara y me dejara llevar por la melancolía, esa que insistentemente llama a mi puerta con cada decepción que vivo, acabaría entrando en un mundo de tinieblas. Un mundo donde no existe la esperanza, y en el que me convertiría en una especie de zombi que sobrevive arrastrándose, pero que dejó de vivir en el mismo instante en que perdió la esperanza.

Cuando momentáneamente gozo de esa libertad que añoro, me cuesta horrores disfrutarla; siento como si algo no estuviera bien, como si fallara a mis obligaciones. Me siento desorientado, necesito un tiempo para acostumbrarme a la situación y, cuando lo hago, he de volver a mi realidad. La experiencia pasa dejando una sensación compleja de definir, ya que coexisten la alegría y la culpa, entrelazadas de tal modo que cuesta separarlas. Toda esta situación que limita mis movimientos, que me frustra y que me hace sentir como un reo, me lleva a pensar, como he dicho antes, que carezco de libertad, e incluso a tentar otras vidas más sencillas, por disponer, aparentemente, de la libertad de la que carezco. La melancolía me tienta con lo que más deseo para quitarme la esperanza.

Pero ¿qué es la libertad? Según el filósofo francés Montesquieu: «La libertad no consiste en hacer lo que uno quiere, sino en tener el derecho de hacer lo que uno debe». Me gusta mucho esta reflexión porque me ayuda a poner en perspectiva toda la situación que vivimos y a darme cuenta de que la libertad trasciende la mera licencia de satisfacer nuestros deseos personales. Debería ser consciente de que poder decidir cuidarte y pasar tiempo contigo es la mayor muestra de libertad que existe. ¿Cuántos desearían poder hacer lo mismo con sus seres queridos y no pueden por diferentes motivos? La vida es pura exigencia y solo de este modo la disfrutaremos plenamente. Saber y poder hacer lo que uno debe es un regalo que pocos consiguen apreciar.

«Hemos perdido la capacidad de alegrarnos y tenemos que volver a adquirirla, poco a poco... todo nos parece irreal... ¡Cuántas veces, en los años pasados, nos han engañado los sueños!», sentenció Viktor Frankl, neurólogo, psiquiatra y filósofo austriaco. Precisamente, no ser capaz de distinguir los sueños de la realidad, no querer buscar un sentido a lo que vivimos y hacerlo en los sueños, puede llevarnos a un estado de decepción, en el que perdamos esa capacidad de alegrarnos con las cosas buenas que nos pasan.

No es la ausencia de sufrimiento lo que debemos buscar (sería irreal), sino la habilidad para elevarnos por encima de él, utilizándolo como una vía para el crecimiento personal y espiritual. Entonces, y solo entonces, seremos capaces de transformar las tribulaciones en una oportunidad de forjar una vida con significado.

Hoy tengo claro cuáles son mis propósitos y cómo estos van forjando y dando sentido a mi vida. Sin ese convencimiento todo sería más difícil, puede que imposible. Pero, gracias a él, la carga es más ligera y se lleva con otra actitud. Tu madre, tus hermanas y tú sois mi propósito angular, y alrededor de él surgen los demás, que no dejan de ser metas secundarias que hay que alcanzar para poder llegar a la principal.

Recuerdo que, cuando era más joven, mis propósitos eran distintos: más centrados en uno mismo, más egoístas. El tiempo me ha enseñado que todo lo que realmente merece la pena gira alrededor del amor, y que sin amor nada merece la pena. Por eso, no concibo otro sentido a mi vida que el de servir a mis seres queridos, y no puedo imaginar mayor gloria que conseguirlo con éxito.

Ahora, por fin, puedo decir bien alto que no hay persona más libre que yo.

Te quiero,

Papá

La vida es un regalo

4 de mayo de 2022

Querido Alvarete:

Hoy vas a permitirme que esté un poco negativo, pero hace poco que ha sido tu cumpleaños y, siempre por estas fechas, me pongo triste. Me vienen a la cabeza todas las expectativas que tenía puestas en ti cuando naciste y me enfado con el mundo. Lo peor es cuando me toca ir a por tu regalo: acabar en la zona de bebés viendo los mismos juguetes de siempre, a pesar de que has cumplido quince años, es superior a mis fuerzas.

Estás entrando en una época de la vida de la que tengo grandes recuerdos; me acuerdo perfectamente de cómo celebré mis quince años, el regalo que pedí a mis padres y lo mayor que me sentía. El regalo que me acabaron haciendo tus Grampas no tiene nada que ver con el que te he hecho yo. Y dudo mucho que en el futuro te acuerdes con cariño de tu celebración, ya que no pareciste inmutarte durante todo el día, pese a todo lo organizado a tu alrededor.

Tendemos a centrarnos en lo que no tenemos en lugar de en lo que tenemos, lo que puede llevarnos a una «insatisfacción» permanente. Así viene pasando desde el principio de los tiempos y, en parte, esta «insatisfacción» es la responsable de que hayamos ido complicándonos la vida exponencialmente con el paso de los años. Deberíamos plantearnos si ha merecido la pena.

Esa tendencia a centrarse en lo que no se tiene es lo que hace que esta época del año sea mi particular cuesta de enero. Por fortuna, la vida nos habla constantemente; solo hay que estar atentos para interpretar lo que nos dice. Te parecerá una chorrada, pero el hecho de quedarnos sin agua caliente durante unos días y darnos cuenta de lo «divertido» que es ducharse con agua congelada a las siete de la mañana en pleno invierno me hizo pensar en lo afortunados que somos por poder disfrutar de estos «pequeños» lujos diarios a los que no damos importancia hasta que los perdemos, aunque sea por un rato. Lujos como poder abrazarte, pasear a tu lado, oír tus carcajadas estridentes o ver cómo abrazas a tu madre por la espalda cuando se deja caer sobre la mesa de la cocina de agotamiento, como diciéndole que merece la pena su esfuerzo.

Soy muy afortunado por seguir teniéndote a mi lado, habría pagado por ello cuando nos dieron tu diagnóstico. Y, con todo, me vengo abajo año tras año el día de tu cumpleaños. Debería ser una meta, un día que celebrar para coger fuerzas para los siguientes, disfrutando de lo que nos das y lo que tienes, en lugar de centrarme en lo negativo. No sé si es porque soy muy humano o muy torpe, pero me cuesta mucho.

Al problema de tener que convivir con los sentimientos que puede generar una enfermedad se unen los pequeños problemas de la vida, que pueden llegar a hacerse un mundo. La mente parece oscurecer todos los buenos recuerdos e iluminar solo los malos, lo que hace que perdamos, de esta manera, sin darnos cuenta, la objetividad. Además, estos malos recuerdos se engloban en el marco general de la enfermedad, lo que puede llevar a pensar que se es un desgraciado o se tiene muy mala suerte. Si uno no es capaz de parar esta dinámica (oscurecer lo que hay que oscurecer e iluminar lo que merece ser iluminado), puede acabar perdiéndose en la vida.

Siempre digo lo mismo: tener un hijo con discapacidad no te convierte en buena o mala persona ni tampoco en un tío con buena o mala suerte. Lo mismo pasa con el resto de las cosas de la vida: son independientes.

Por consiguiente, deberíamos sacar de la ecuación que utilizamos para valorar cada cosa que nos ocurre tu «discapacidad» («enfermedad» o como se quiera llamar), ya que, si no lo hacemos, estaremos dando más valor a esas «circunstancias» que a tu propia vida y te convertimos en algo negativo, en una carga que condiciona nuestras vidas, en lugar de en una vida que nos marca.

Te quiero,

Papá

La importancia del cariño

30 de julio de 2021

Querido Alvarete:

El otro día hablando con tu psiquiatra, un tío estupendo, acerca de cómo podíamos ayudar desde la fundación a un colectivo de niños a los que él atiende, le planteábamos varias opciones. Todas ellas implicaban conseguir un desembolso importante de dinero para poder comprar material de distinta índole que creíamos que podían serles útiles. Nos daba mucha pena pensar en las carencias materiales que podían sufrir o, en caso de poseer dicho material, que este no fuera de suficiente calidad. Son algo que otros niños de esas mismas edades tienen (y en cantidad) y no les dan la suficiente importancia. El bueno del doctor nos dijo que todo eso estaba muy bien, pero que no entendíamos nada, que lo que realmente necesitaban esos niños era cariño.

Sus palabras fueron como un jarro de agua fría por varios motivos: primero, porque cómo podíamos habernos olvidado de la necesidad más importante que tiene todo ser humano en esta vida: sentirse querido. Y segundo, porque, siendo algo tan sencillo y que todo el mundo puede ofrecer (puesto que dar cariño no cuesta dinero), es la tarea más complicada de conseguir.

Le he dado muchas vueltas en la cabeza a esta conversación. Sin duda, las fundaciones tenemos que conseguir recursos económicos, poder ayudar y facilitar la vida de las personas a las que atendemos, pero deberíamos preguntarnos si realmente estamos siendo capaces de darles cariño y hacer que no se sientan solas. El objetivo no puede ser solo facilitarles la vida, debe ser cambiársela, y eso es imposible si no se sienten queridas.

Las fundaciones deberían ser como padres para las personas a las que atienden. Un buen padre hace que te sientas querido incluso en la distancia y te da la tranquilidad de que, en caso de tener un problema, puedes acudir a él. Esta sensación de tranquilidad y cariño continúa mientras los padres viven, incluso cuando ya son mayores y dependen ellos más de nosotros que viceversa.

Es curioso cuánto nos cuesta ser cariñosos con los demás. Tendemos a encerrarnos en nuestro propio caparazón. Nos da miedo salir y mostrarnos tal como somos, ya que confundimos humanidad con debilidad. Y digo que es curioso porque a todos nos gusta que la gente sea cariñosa con nosotros, pero nos cuesta muchísimo ser cariñosos con los demás.

Tú, en cambio, no tienes este problema, te muestras tal como eres: si ves a alguien llorando lo abrazas; si estás contento, lo exteriorizas pegando saltos y haciendo ruidos de alegría. Para la sociedad eres un «loco» por actuar sin tapujos, pero quizá es la sociedad la que está «loca» por reprimir sus sentimientos.

¿Realmente nos costaría tanto «perder» un ratito cada día por los demás? Una llamada, un café, un mensaje de WhatsApp... a las personas que tenemos cerca y que por varias circunstancias lo están pasando mal... Esto no debería ser tan difícil de hacer. Conseguiríamos un poderoso objetivo: que estas personas se sientan queridas, y cuando alguien se sabe querido, se siente invencible, es como tomar dos chupitos de la poción de Panoramix.

Cuando te pusiste enfermo por primera vez, algunos de mis amigos desaparecieron, principalmente por mi culpa, ya que me encerré en mí mismo. Sin embargo, otros nunca dejaron de estar allí haciendo lo único que podían hacer: escucharme y darme «ánimos animosos». Estoy convencido de que gran parte de las fuerzas que sacamos tu madre y yo cada día para seguir adelante y convivir con tu enfermedad se deben a esa poción mágica, en forma de cariño, que nos regala tanta gente que nos quiere.

Me gustaría poder encontrar la fórmula para poder ofrecer cariño a granel, no solo para los niños que atiende tu psiquiatra, sino para todo el mundo. Estoy convencido de que nos iría mucho mejor. En este sentido, un gran hombre me dijo en una ocasión que debemos centrarnos primero en dar cariño a nuestro círculo más cercano, y después ir ampliándolo poco a poco. Si todos hiciéramos esto, siguiendo la teoría de los seis grados de separación, los círculos no tardarían en interconectarse y lo habríamos conseguido.

Te quiero,

PAPÁ

Aprendiendo a vivir el presente

4 de octubre de 2024

Querido Alvarete:

El verano, ya olvidado, ha sido más duro que de costumbre. A mis habituales preocupaciones se ha sumado alguna que otra que no estaba en la lista —ni se la esperaba—, que me han descentrado de la que debía ser mi principal ocupación: disfrutar de mi familia y desconectar del trabajo.

Me da rabia cuando pierdo la paz por cosas que no deberían arrebatármela, ya que, el día que me toque exhalar mi último suspiro, no estarán entre mis últimos pensamientos, pero ahora no me dejan descansar en paz. Podría decirse: nos quitan el sueño las experiencias que no nos llevaremos y aquellas que sí apenas nos preocupan.

Llegará un momento en el que pidamos reiniciar la partida porque nos daremos cuenta de que nos hemos equivocado en las prioridades. Hemos errado al coger el camino, pero entonces ya será demasiado tarde para volver a empezar como hacíamos, cuando éramos pequeños, en aquellas salas recreativas donde reiniciábamos el juego una y otra vez hasta que nos salía bien. No obstante, tratar de reducir la vida a ceros y unos es imposible (o al menos muy complicado), por lo que no nos queda otra que aceptar nuestra debilidad y seguir hacia delante.

Nos espera un curso desafiante. Cumplirás dieciocho años, y supondrá un reto tanto desde el punto de vista emocional como administrativo, que debemos empezar a gestionar ya.

El otro día cenaba con antiguos compañeros de universidad y recordábamos aquellos años con nostalgia, lo bien que lo pasábamos y las pocas preocupaciones que teníamos. Es una época que recuerdo muy bien, y quizá por eso me cuesta tanto la comparación cuando instintivamente superpongo tu día a día con el que era el mío. Mal hecho por mi parte, porque la felicidad no se puede medir de manera uniforme; la realidad de cada persona es única y es esta la que marca su propio camino hacia la felicidad.

Ayer te vino a recoger Marisol con sus hijas, Carla y Nora, para llevarte a una actividad que organiza la Fundación Ava con bicicletas adaptadas. Tu cara de felicidad al verlas y cómo empezaste a dar saltos de alegría hicieron que mi corazón diera un vuelco de emoción. Por la tarde, tu madre me enseñó las fotos que os hicieron y me dieron envidia sana los abrazos y besos que les dabas; te brillaban los ojos de felicidad, como si aún fueras un niño que descubría el mundo por primera vez.

Quizá debería sentir envidia y no pena, por esa manera que tienes de disfrutar de la vida —algo que los adultos vamos perdiendo al hacernos mayores— o por esas amigas que te quieren por lo que eres, sin reclamarte nada más (y nada menos) que una sonrisa y un abrazo por su amistad. Tú sí que sabes centrarte en lo que realmente importa: en esas experiencias que nos llevaremos en el corazón cuando nos vayamos.

Todos los días me propongo ser feliz, disfrutar de lo que tengo y, sobre todo, de las personas que me quieren. Pero es tan fácil perderse en las preocupaciones cotidianas y olvidar lo esencial que me dejo llevar por esos pensamientos que me quitan la paz. Afortunadamente, te tengo a ti, quien, con tu sonrisa contagiosa, me traes de vuelta a lo que realmente importa.

Sé lo mucho que tengo que aprender de ti. Tú has entendido algo que a los adultos nos cuesta mucho: en la vida no se trata de controlarlo todo, sino de aprender a aceptar y a celebrar lo que tenemos, que es más de lo que creemos. Aceptar… ¡qué difícil es! Cuántas vueltas damos a las cosas que no podemos cambiar o cuánto tardamos en perdonar a los que nos ofenden, haciéndonos así más daño a nosotros mismos que a ellos, por no ser capaces de pasar página.

El filósofo danés Soren Kierkegaard escribió: «La vida no es un problema que hay que resolver, sino una realidad que debemos experimentar». Y gracias a ti, Alvarete, creo que empiezo a entenderlo. Voy de cabeza intentando arreglar cada inconveniente, planear cada detalle, cuando lo que en realidad debería hacer es aprender a vivir y disfrutar el presente, como tú haces. No buscas soluciones a las cosas que no puedes controlar; simplemente las aceptas y disfrutas del momento. Ojalá todos pudiéramos aprender esa lección tan valiosa.

Te doy las gracias porque me estás enseñando a crear recuerdos que, cuando mis párpados no puedan abrirse —espero que dentro de muchos años—, me harán esbozar una sonrisa de satisfacción por todo lo vivido. Mejor no preguntarme qué habría sido de mí si no te hubiera conocido.

Te quiero,

Papá

Por amor

19 de diciembre de 2024

Querido Alvarete:

En estos años desde que enfermaste, he pasado por todo tipo de emociones: aceptación, rabia, miedo... Pero, finalmente, he llegado a un estado de felicidad gracias a tenerte a mi lado. He aprendido a ser mejor persona, a ver la vida con otros ojos y a valorar las pequeñas cosas que antes pasaban desapercibidas. Ahora disfruto de momentos sencillos como pasar un rato contigo o con tus hermanas, abrazar a tu madre o, simplemente, estar juntos. Antes los veía como algo normal; ahora los vivo a tope, sin dar nada por sentado.

He cambiado mucho. He dejado atrás esas metas que antes parecían importantes: el triunfo profesional, el dinero, las apariencias. Ahora sé que el verdadero éxito está en vivir plenamente, amar con intensidad y construir recuerdos imborrables. Tú me has enseñado a buscar lo bello en cada instante, a valorar cada bocanada de aire y cada momento con los seres que amo. El día que me toque irme de este mundo, quiero hacerlo sabiendo que viví con amor, que di lo mejor de mí y que disfruté de estar con mis seres queridos.

Todo esto ha sido gracias a ti. Has hecho que me enfrente a la realidad, me has sacado de mi burbuja y me has abierto los ojos. Habría preferido que no tuvieras que padecer, pero sin ti no habría aprendido a vivir de verdad. Como san Pablo cuando se cayó del caballo, me mostraste una nueva vida. Es como si hubieras venido al mundo con un propósito: salvarme, enseñarme lo que significa el amor verdadero.

Te admiro muchísimo, Alvarete. Sé cuánto te esfuerzas cada día, sé que das todo de ti y que tu corazón está lleno de amor. Aunque no hables con palabras, tus miradas lo dicen todo: me cuentan cuándo estás feliz, cuándo estás triste, cuándo algo te duele. Tus ojos transmiten más de lo que muchos logran con mil palabras.

Si algún día llegaras a hablar y pudiéramos conversar sobre todo lo que hemos vivido juntos, te diría que te quiero, que te he querido siempre y que te querré para siempre. Te pediría perdón por mis fallos, por mis debilidades y por no haber estado siempre a la altura.

El futuro es incierto y ahora hacemos frente quizá a la etapa más complicada de tu enfermedad. Pero aquí estamos, juntos, como siempre. Mientras sigas sonriendo y dando amor, sé que nada nos detendrá.

A otros padres que están empezando el recorrido de esta montaña rusa les diría: confiad. Confiad en el amor, porque con amor todo es posible. Sin amor, nada tiene sentido. Y a quienes no tienen un familiar con discapacidad les diría: acercaos, aprended de ellos, porque son maestros de la vida; nos enseñan lo que hemos olvidado, lo que realmente importa.

Para mí, el amor ha cambiado. Ya no es efervescente ni pasajero, sino profundo y transformador. Es esa sensación al final del día, cuando estoy agotado, pero sé que lo he dado todo. Ese cansancio pleno es el amor verdadero, el que llena el alma y da fuerzas para seguir adelante.

La esperanza también ha cambiado para mí. Ya no espero milagros grandes ni espectaculares. La esperanza está en lo pequeño y lo sencillo: un abrazo tuyo, un beso-mordisco, una noche tranquila o una cena en familia… es eso lo que ilumina la vida y le da sentido.

El miedo, que al principio me paralizaba, ahora es mi motor. Lo he transformado en fuerza para luchar, en gasolina para no rendirme. Por ti, sigo adelante. Por ti, lo daré todo.

En estas cartas he intentado transmitir lo que realmente importa: el valor de tu vida, la esperanza en medio de la oscuridad y la importancia del amor. Porque sin amor, nada vale la pena; pero, por amor, todo lo merece.

A veces me pregunto qué sería de nosotros si tú no estuvieras, o cómo sería mi vida si algún día faltaras. Siempre me imagino la misma escena: tú y yo abrazándonos, sonriendo y bailando en el salón de casa, mientras tu madre y tus hermanas nos miran sonrientes y nos aplauden. Porque, al final, la vida es un baile y no podría tener un mejor compañero que tú.

Te quiero,

Papá

El regalo de Alvarete

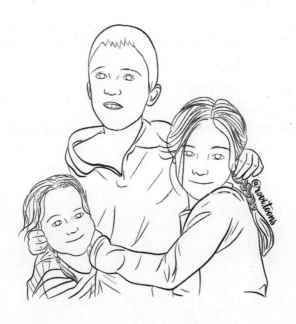

Rocío, Cristina e Inés

Vivir con Alvarete no es algo que podamos explicar fácilmente. Para nosotras, él no es solo nuestro hermano: es nuestro mayor tesoro. Sí, sabemos que tiene una enfermedad incurable y muchas veces sentimos mucha pena al verlo luchar con cosas que deberían ser más sencillas. Pero, a pesar de todo eso, siempre encuentra una razón para sonreír y nos enseña, cada día, lo que realmente importa en la vida.

Hay algo mágico en la forma en que se ríe. Por ejemplo, cuando está en la piscina y nos pide que le ayudemos a hacer volteretas. Se parte de risa. Verlo tan feliz nos llena de una alegría difícil de describir. Esos momentos en los que todo parece estar bien, en los que nos olvidamos por un rato de su enfermedad, son los que más valoramos.

Lo que más nos impresiona de Alvarete es su capacidad para darnos lo que necesitamos, incluso cuando él es quien debería recibir nuestra ayuda. Hay días en los que llegamos a casa tristes, cansadas, agobiadas por problemas que, comparados con los suyos, parecen tan pequeños... Y es él, nuestro hermano enfermo, quien nos abraza; quien, sin decir nada, nos hace sentir que todo va a estar bien. De alguna manera, con su risa, sus abrazos o, simplemente, con su presencia transforma los días más oscuros en jornadas llenas de luz.

A veces pensamos en su futuro, y por supuesto nos preocupa. Sabemos que el camino no será fácil, pero si algo tenemos claro es que Alvarete es fuerte. Nosotras soñamos con un futuro en el que él pueda ser feliz, en el que supere cada obstáculo que la vida le ponga. Y, pase lo que pase, nosotras siempre vamos a estar a su lado, porque ese es nuestro mayor compromiso con él: nunca dejarlo solo.

Tener un hermano como Alvarete no es solo una responsabilidad, sino que también es un regalo. Un regalo que en ocasiones duele, porque ver a alguien que amas pasarlo mal es lo más difícil que hay, pero también es un regalo porque nos enseña a ser mejores personas. Nos ha mostrado lo que significa el amor de verdad, ese que no pide nada a cambio, que solo está ahí, siempre.

Si alguna vez alguien nos preguntara qué significa vivir con un hermano con una enfermedad tan grave, le diríamos que sí, que hay días duros, pero, por encima de todo, es una experiencia que te cambia la vida. Alvarete nos ha dado más de lo que cualquier otra persona podría, y por eso, por él, por todo lo que nos enseña y por el amor que nos da, somos quienes somos.

Y cada vez que lo abrazamos o le decimos que lo queremos, en el fondo sabemos que es él quien está cuidando de nosotras.

Rocío, Cristina e Inés

Epílogo

Alvarete, mi querido hijo:

El viaje que hemos compartido a lo largo de estas cartas es un reflejo de nuestras vidas: un recorrido lleno de desafíos, aprendizajes y, sobre todo, amor. Cada palabra que he escrito ha surgido desde lo más profundo de mi corazón, con la esperanza de que, al leerlas, la gente pueda entender cuánto significas para mí.

A lo largo de estos años, he aprendido que la vida es un constante equilibrio entre la incertidumbre y la esperanza. Tu madre y yo nos hemos enfrentado a momentos de miedo y angustia; tantos, que a veces parece que vivimos en un estado de alerta constante. Aun así, siempre hemos tenido la energía de tu sonrisa y de tus abrazos para afrontarlos. Es curioso que algo tan simple y al alcance de todos pueda ser tan valioso. ¡Lo que estaremos perdiéndonos por mirar siempre al horizonte y no aquí al lado!

Te has convertido en mi maestro, enseñándome que el verdadero valor de la vida no está en las circunstancias que nos tocan vivir, sino en cómo decidimos afrontarlas. Tu fuerza y tu alegría son un faro que ilumina mi camino, recordándome que siempre hay algo por lo que sonreír. ¿Cómo quejarme de mis problemas cuando veo por lo que tienes que pasar?

La vida seguirá presentándonos desafíos, pero también seguirá brindándonos instantes de inmensa felicidad. Prometo seguir luchando por ti y por todos aquellos que, como tú, afrontan la adversidad con una sonrisa y el corazón lleno de amor.

Quiero también agradecer a todas las personas que están a nuestro lado, brindándonos su apoyo incondicional. A los médicos, amigos y familiares que no han dejado de creer en nosotros y que han sido parte fundamental de nuestra lucha. Sin su ayuda y su cariño, el camino habría sido aún más difícil.

En definitiva, este libro es una celebración de nuestra vida juntos, una vida que ha sido dañada por el dolor, pero, sobre todo, ha sido bendecida por el amor. Es un homenaje a ti, mi querido Alvarete, y a todas las familias que, con valentía y esperanza, navegan por las aguas inciertas de la enfermedad, con el deseo de que este escrito pueda ayudarlos en su travesía.

Ojalá todos aquellos que lo necesiten encuentren en estas páginas la fuerza y la inspiración para seguir adelante; que nuestra historia pueda ser un faro de esperanza para que todos aquellos que se enfrentan a desafíos lo hagan sabiendo que no están solos. Ojalá recuerden que el amor y la unión familiar son más fuertes que cualquier adversidad, y que juntos podemos superar cualquier obstáculo.

Te quiero,

PAPÁ